LES

EAUX THERMALES

DE

TEPLITZ

(en bohème).

Imprimerie de J. Spurny.

LES

EAUX THERMALES

DE

TEPLITZ

(EN BOHÈME).

ESSAI TOPOGRAPHIQUE ET MÉDICAL

Par T. L. RICHTER,

DOCTEUR EN MÉDECINE ET PRATICIEN A TEPLITZ.

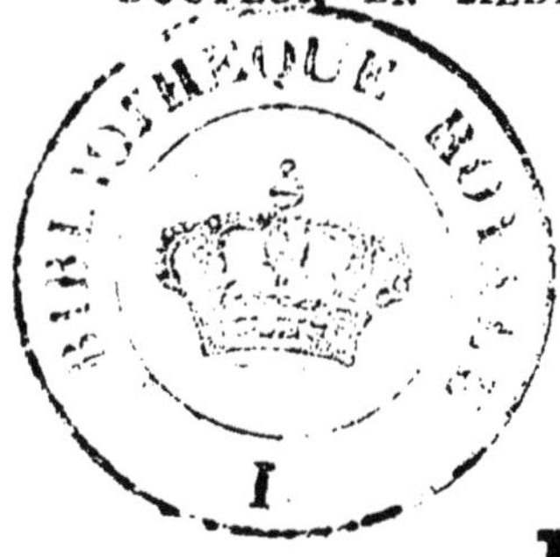

PRAGUE,

KRONBERGER ET RZIWNATZ.

1840.

Vos autem latices calidi! durate per aevum!
Et non tam nostro longaevam ducite vitam
Carmine : quam vestris benefactis vivite longum.

Thomas Mitis de Limusa [1]).

PRÉFACE.

***

Depuis que Troschel écrivit, en 1763, un mémoire français, dont l'édition est épuisée, il y a longues années, rien de médical, jusqu' à ce jour, n'a été publié sur nos thermes, dans cette langue si généralement répandue.

Et tandis que Wisbade, Bains-de-Bade, Carlsbad etc. ont leur littérature médico-thermale française et anglaise, tandis que Marienbad, Gastein et d'autres, sans excepter Teplitz en Hongrie, possèdent une monographie française: les thermes de Teplitz en Bohème, ceux dont Hufeland avait dit : *les boiteux marchent, les sourds entendent, les aveugles voient,* nos anciens thermes seuls, disons - nous, sont entièrement privés de cet avantage.

Doit-on s'étonner encore que la grande majorité des médecins non-allemands soient dans une ignorance presque complète sur leur efficacité ? Que Mr. Patissier même, dans son *Manuel des eaux minérales, Paris 1837,* en leur vouant un article aussi court qu'érroné, identifie leurs effets avec ceux des thermes de Carlsbad ?

Nous ne repousserions assurément pas cette parenté, si nous n'avions pas à craindre que les conséquences d'une telle erreur ne portassent atteinte à la juste renommée des nôtres.

Cette observation suffira pour justifier cet Essai.

Laissant de côté les discussions théoriques et tout ce qui n'est pas exclusivement du domaine de nos eaux, telles que les notions générales sur les bains, les recherches sur la thermalité etc : nous traiterons d'abord les différentes sources sous leur rapport historique, topographique, physique et chimique ; puis leur mode d'agir en général et dans les diverses maladies ; enfin leur mode d'administration et le régime convenable.

Tout en nous imposant la tâche d'être aussi succinct que possible, nous sommes loin d'avoir sacrifié la clarté et nous espérons nous être rendu intelligible non-seulement aux gens de l'art, mais aussi aux non-médecins.

Pour ceux qui se trouveraient sur les lieux, nous avons jugé à propos, de faire précéder la partie médicale d'un précis historique et topographique.

En définitive, nous reclamons l'indulgence, si quelques germanismes et même d'autres idiotismes se sont glissés dans notre langage.

Prague le 15 avril 1840.

PARTIE TOPOGRAPHIQUE.

SITE, CLIMAT, CONDITION DU SOL.

C'est dans la partie septentrionale de la Bohème, dans une vallée renfermée au nord-ouest par l'*Erzgebirg* [2]), montagnes frontières de la Saxe, et au sud-est par cette chaîne de monts la plupart coniques, dits *Mittelgebirg,* que sourdent les célèbres et anciens thermes de Teplitz (boh. *Teplice,* contraction des mots bohèmes *teplá* chaude, et *ulice* rue [3])).

La vallée, couverte de nombreux villages, de vergers, de champs, et dominée par des montagnes boisées et d'anciens châteaux en ruines, offre un aspect des plus pittoresques, surtout en y descendant par Nollendorf, d'où elle se déploie tout d'un coup à la vue.

Cependant ce n'est qu'une petite section de cette charmante contrée, qui constitue le territoire de la ville et seigneurie de Teplitz: la ville à 50° 38′ 18″ de latit. et à 31° 29′ 23″ de longit. est située à la jonction des deux routes de Prague et de

Carlsbad à Dresde, à huit milles [4]) de la dernière de ces villes, à douze de Prague, et à treize de Carlsbad [5]) ; la seigneurie, qui fait partie des possessions des princes de Clary et Alldringen, présente un terrain assez long, mais étroit, s'étendant du nord au sud, avec une population allemande de 8246 ames.

Si la direction différente ou de l'orient à l'occident, ou du nord au midi, influe d'une manière marquée sur le climat et, par conséquent, sur la productivité d'un vallon [6]) : c'est incontestablement à cette barrière naturelle, élevée par l'Erzgebirg contre les vents du nord, que notre vallée doit la douceur de son climat qui, jointe à la fertilité du sol, produit une végétation plus riche et plus précoce qu'on ne l'attendrait à une hauteur de 648 pieds de Paris au-dessus de la mer (près de Hambourg). En effet, les productions des champs et des jardins potagers, ainsi que celles des arbres fruitiers : les cerises, les abricots, les pêches sont d'une bonté exquise, et néanmoins, comparées à celles des pays voisins, la Saxe et la Prusse, d'un prix extrêmement modéré. Et ce n'est qu'à trois lieues, sur les rivages romantiques de l'Elbe, que mûrit le fameux raisin de Černosek [7]).

Il est vrai que cette même position occasionne quelquefois une chaleur excessive de l'atmosphère. Cette chaleur se fait moins sentir au village de Schönau, plus accessible au vent, que dans les rues de la ville, réfléchissant les rayons du soleil, sans leur donner l'issue nécessaire. Mais cela n'empêche pas que l'air n'en soit pas moins d'une grande salubrité : il n'est pas rare d'y rencontrer des vieillards de 80 et même de 100 ans, et depuis 1813 et 1814, époque où régnait le typhus, importé par les armées, on n'y a vu aucune endémie marquante ou épidémie quelconque ; le fléau du choléra même, si terrible pour la Bohème, n'a fait qu'effleurer le sanctuaire de nos Naïades.

Sous le rapport géognostique, ce sol offre une variété de formations, qu'on retrouve rarement ailleurs, sur un terrain aussi reserré. Le bassin appartient à la formation tertiaire : le grès, la chaux crayonneuse, l'argile plastique avec le sable, et le lignite y étant posés, en couches, l'une sur l'autre, outre divers produits pseudo-volcaniques. Les terrains primitifs : le granit, le gneiss et le porphyre concourent à composer l'Erzgebirg — et le basalte et le phonolithe révèlent d'une manière incontestable la nature pyrogénique du Mittelgebirg [8]).

HISTOIRE DE LA VILLE.

L'histoire de Teplitz date de la découverte de ses sources. Mais l'époque de celle-ci remonte à ces siècles reculés où l'histoire se joue avec la tradition. Voici ce qu'en rapportent les anciens historiens bohèmes : Une truie avec ses petits s'était égarée en abandonnant les troupeaux de Kolostug, seigneur de Setenz, aujourd'hui village, situé à un quart d'heure de la ville. Après bien des recherches, les porchers la retrouvent, se vautrant dans un bourbier, situé au milieu de la forêt et formé par des eaux qui, chauffées comme par un feu souterrain, s'échappent avec des vapeurs du sein de la terre. Frappés d'un phénomène si extraordinaire, ils se hâtent d'en avertir Kolostug qui, abandonnant Setenz, fixe dès-lors sa résidence près de cette source merveilleuse [9]).

Telle est la tradition, mais d'insolubles difficultés planent sur l'année même de cette découverte; celle cependant de 507 ou celle de 762 ont pour elles le plus de suffrages [10]).

On ajoute que Kolostug ne resta point dans la possession tranquille de sa nouvelle acquisition; que Kostial, seigneur de Bilin et mari de l'envieuse Bila, voulut s'en emparer; que toutefois ce démêlé tourna à l'avantage de Kolostug, qui lui-même perça son agresseur d'une flèche mortelle : mais toutes ces circonstances, ne reposant sur aucun document historique, et la célébrité de nos thermes n'ayant aucun besoin d'être rélevée par une origine romantique, nous ne nous étendrons pas davantage sur ce sujet, et nous n'examinerons point, si la mort de Kostial fut vengée ou non par Nezamysl, duc de Bohème et neveu de sa femme, sœur de Libuša [11]).

Ce n'est que vers le milieu du douzième siècle que le nom de Teplitz paraît dans l'histoire : Judith ou Jutta, femme de Vladislas II, d'abord duc, puis roi de Bohème, y fonda à cette époque un couvent de Bénédictines, et leur fit don de terres considérables dans le voisinage [12]).

Ce couvent fut détruit en 1278, par suite de la guerre entre l'empereur Rodolphe I et l'illustre roi de Bohème, Otacar II; mais nous croyons injuste d'en accuser les troupes du premier, qui n'avaient envahi que la partie méridionale de la Bohème [13]).

Une seconde dévastation, en 1421, fut l'ouvrage des Hussites, conduits par Jean, moine apostat [14]) et c'est à cette occasion que, pour la première fois, il fut fait mention de Teplitz comme ville [15]).

Il est cependant vraisemblable qu'elle avait été telle longtemps auparavant. Non-seulement Balbin parle de ducs de Teplitz, à une époque très-reculée [11]), et l'on ne peut guère supposer que les ducs de ce temps-là aient tiré leur nom d'un lieu insignifiant: mais il existe un document historique, daté de 1467, dans lequel la reine Jeanne, propriétaire de Teplitz, accordant plusieurs droits à ses habitants, confirme en même temps leurs privilèges *les plus anciens.*

Et dans les registres de la ville, relatifs à la dîme que plusieurs endroits voisins avaient à payer à la ville, il est dit, en date de 1468, que la *ville* de Teplitz était depuis *plus de deux cents ans* dans la jouissance non interrompue de cette dîme.

Quoi qu'il en soit, le monastère incendié et ravagé en 1421, ne fut rebâti que pour essuyer une nouvelle destruction cinq ans plus tard, et cette fois par les Hussites, sous les ordres de Procope le Grand (ou le Chauve). Aussi dans cette occasion, les religieuses furent traitées de la plus révoltante manière. Dès-lors le couvent resta en ruines [16]).

Bientôt après Teplitz et ses dépendances furent hypothéquées à Sigismond Hromada de Bossu, puis à Jakubko (Jaques) de Wřesowec [17]), et en 1467 à la reine Jeanne, née de Rožmytal et femme du roi George de Podiebrad.

Durant le seizième siècle Teplitz éprouva une rapide succession de propriétaires [18]) : les Vitzthum (1502), les Kolowrat Lybsteinsky (1508), les Waldstein (1511), les Malzan (1524), les Smiřicky (1527) [19]), les Rožmytal (1530), les Hyršow (1538), les Wřesowec (1544) [20]), les Schönberg (1578).

Après les Schönberg il passa à Radislas Chinsky (Kinsky) de Chinitz et Tettau (1585) qui eut de continuelles litiges avec les habitants. Teplitz lui doit cependant ses premiers embellissements et la construction de ses bains, en date de 1589.

Il eut pour successeur son neveu Guillaume (1615), grand-veneur du royaume et beau-frère de l'illustre Wallenstein, dont il partagea le sort fatal le 25 février 1634 [21]).

Dans la confiscation de ses biens, la seigneurie de Teplitz comme celle de Binsdorf échurent en partage au comte Jean d'Alldringen, feldmaréchal au service de l'empereur, et celui-ci ayant péri glorieusement sur le champ de bataille [22]), sans laisser d'enfants, son frère Paul, évêque de Strassbourg et de Tripolis, et dès-lors comte [23]), en prit possession avec le consentement de la cour impériale (1635).

En même temps ce vallon retentissait du bruit de

guerre, et la famine et la misère en décimaient la population. En 1634 et 1639, la ville fut occupée par les Suédois, et en 1635 et 1640 reprise sur eux par les Impériaux. En 1646, les Suédois reparurent, prirent la ville d'assaut, mais l'évacuèrent bientôt. Enfin, en 1648 un corps suédois la traversa pour se rendre à Rothenhaus.

Chacune de ces années était signalée par des ravages et des contributions, dont les amis, comme les ennemis, frappèrent la ville et le pays qui l'entoure.

L'évêque Paul, mort en 1661, fut succédé par sa soeur Anne, et celle-ci l'ayant suivi en 1665, la seigneurie de Teplitz échut à son second mari, le colonel Jérôme baron de Clary [24]), et celle de Binsdorf à ses deux fils, Paul Müller, né de ses premières noces, et Jean-George-Marc Clary. Paul Müller, qui dès la mort de l'évêque avait pris le titre de comte d'Alldringen, mourut en 1666, et son beau-père, Jérôme Clary, en joignant son nom et ses armes à ceux d'Alldringen, fut nommé comte du Saint Empire. Enfin, en 1672 après son décès, toutes ces possessions furent réunies en la personne de son fils Jean-George-Marc, comte de Clary et Alldringen.

Et c'est à cette illustre maison, élevée en 1767 à la dignité de princes de l'Empire avec primogéniture, que Teplitz doit ses délicieuses promenades et ses plus magnifiques bâtiments. C'est surtout le prince Jean, mort en 1826, qui d'une manière impérissable a rattaché son nom au souvenir de Teplitz. Le prince Edmond - Maurice, son petit - fils, marche dignement sur les traces de ses aïeux. Né en 1813, il s'est déjà signalé par d' importantes améliorations et par des constructions imposantes.

Revenons à l'histoire. Dans les guerres entre Frédéric II et l'impératrice Marie - Thérèse, Teplitz fut à plusieurs reprises occupé par les Prussiens, les Français et les Autrichiens.

En 1793, le feu y ayant pris, la ville, jusqu' alors bâtie en bois, fut presque entièrement réduite en cendres, mais à l'exemple du phénix, elle en sortit plus belle et plus élégante qu' auparavant.

En 1813, Teplitz fut en partie le théâtre de la guerre. Ce fut le quartier-général des alliés, le pivot de leurs opérations et, après les désastres de Dresde, le point de leur ralliement ; c'est près de Teplitz, au défilé de Culm et d'Arbesau, que l'aigle de Napoléon, prenant un nouvel essor, tomba deux fois ensanglanté. C'est enfin à Teplitz, que fut signée la célèbre *sainte alliance*.

Teplitz fut, à diverses époques, le rendez-vous de la politique, ainsi que le centre des plus grandes splendeurs.

En 1813 et pendant que le canon ronflait à Culm, les trois souverains alliés, plusieurs princes et diplomates, et 129 généraux étaient rassemblés à Teplitz.

Les années 1819 et 1827 furent également signalées par des réunions diplomatiques.

Mais c'est surtout le congrès de 1835 qui réfléchit le plus d'éclat sur cette ville thermale ; elle vit alors deux empereurs, deux impératrices, deux rois, six princes et deux princesses impériales, dix princes et sept princesses royales, plusieurs ducs et princes régnants et les diplomates les plus distingués.

Enfin l'année 1838 est célèbre dans les fastes de Teplitz. LL. MM. l'empereur Nicolas I et le roi de Prusse, l'archiduc François – Charles, un grand nombre d'autres princes et les corps diplomatiques de l'Autriche, de la Prusse et de la Russie s'y trouvèrent réunis. L'empereur Ferdinand I fut retenu cette fois par son sacre à Milan.

TOPOGRAPHIE.

TEPLITZ AVEC LE VILLAGE DE SCHOENAU.

NOTICES STATISTIQUES.

En parlant en général de Teplitz, on entend par-là non-seulement la ville de Teplitz elle-même, mais encore ce village à grandes et belles proportions, nommé Schönau qui, situé à l'est [25]), dans un vallon plus bas que la ville, en est séparé par le petit ruisseau de Saubach.

Supprimant tout détail minutieux, nous ne nommerons que les places et les rues principales, ainsi que les édifices publics remarquables.

La ville a quatre places : le *Marktplatz* (place du Marché) avec la maison de ville — le *Schlossplatz* (placé du Château), où se trouvent la résidence du prince de Clary, tout à la fois gracieuse et imposante; l'église du château, simple, mais belle et d'architecture gothique ; l'ancienne église paroissiale ;

et la statue de la Sainte Trinité, sculptée par M. Braun — le *Badeplatz* (place des Bains) avec le Fürstenbad, le Gürtlerbad et le Herrenhaus, élégantes maisons de bains — le *Mühlplatz* (place des Moulins).

Les principales rues sont : la *Lange-Gasse* (rue Longue) qui joint la place du Marché à celle du Château et où se trouvent les principaux hôtels, le bureau de la Poste imp. roy. et celui de l'Inspection imp. roy. des bains — la *grüne-Ringgasse* (rue du Marché Vert), parallèle à la précédente et aboutissante comme elle à la place du Marché — la *Badegasse* (rue des Bains) entre le Schlossplatz et le Badplatz, embrassant le Stadtbad, un des premiers établissements thermaux de l'Europe — la *Mühlgasse* (rue des Moulins) conduisant du Mühlplatz à Schönau dans la direction sud-est. La ville, entourée encore en partie de murs, a deux portes, l'une dite *Waldthor* au nord, l'autre *Graupner-Thor* à l'est, et par laquelle on entre en revenant de Dresde. Une troisième porte sur la route de Bilin, démolie avec les habitations adjacentes en 1808, a fait place dès-lors au bâtiment de l'Intendance du prince (Amt-haus). Le nombre des maisons est de 417, celui des habitants de 2830. La ville de Teplitz, sous la protection du prince de Clary, a sa propre magistrature.

Le village de Schönau, contigu à la ville, mais ressortissant à la seigneurie, compte 526 ames sur 80 maisons. Schönau n'était, il y a quinze à vingt ans, qu'un chétif village, aujourd'hui c'est une longue rangée de bâtiments grands, beaux et même splendides. Cependant la plantation anglaise vers le Neubad, les deux ruisseaux sillonnant son petit vallon, ses allées ombrageuses, ses champs, ses prés lui conservent toujours une apparence champêtre : c'est à la fois l'élégance d'une grande cité et le charme de la campagne.

C'est à Schönau que se trouvent les autres établissements balnéaires : le Steinbad avec le Tempelbad, le Schlangenbad et le magnifique Neubad, ci-devant Schwefelbad ; outre un quatrième bain à l'usage des militaires autrichiens [26]).

Les maisons des particuliers sont propres et élégantes, et une louable émulation les porte continuellement à les embellir. Les vieilles et tristes constructions sont remplacées presque toutes par des maisons modernes, d'autres tout-à-fait nouvelles s'élèvent, et des rues entières se forment. L'intérieur des habitations ne le cède point à l'extérieur : elles sont meublées avec goût, avec propreté, et même avec luxe ; et l'on trouve dans la plupart tout ce qui peut contribuer au *comfort* de ceux qui y logent. Le loyer d'une chambre diffère beaucoup, suivant l'étage, la grandeur, l'éloignement du bain, la recherche de l'ameublement, et surtout l'époque de la saison, de manière à fluctuer entre deux et huit florins C. M. [27]) par semaine.

Le vivre n'est pas cher, vu le grand concours d'étrangers pendant la saison. Pour un demi-florin (30 kreutzers) C. M. on peut avoir un assez bon dîner à la carte, composé de trois à quatre plats, tandis que la table d'hôte est à 43 kr. C. M. La cuisine en général est bonne.

Des métiers et des boutiques de toute espèce pourvoient aux différents besoins et à l'agrément des étrangers ; c'est surtout la verrerie de Bohème qui jouit d'un renom plus qu'européen ; Vienne et Prague nous envoient leurs orfèvres, leurs joaillers, leurs marchands d'estampes, d'étoffes, de modes etc.

Un très-grand nombre de voitures élégantes, à louer par heure, par journée ou demi-journée, sont à la disposition de ceux qui veulent faire des excursions dans les environs ; ces parties de plaisirs sont encore facilitées par les *Promenade-wagen* et *Gesellschafts-wagen*, espèce *d'omnibus* : les derniers à louer pour une société fixe, les premiers partant à des heures précises pour les points les plus fréquentés des environs.

On trouve la même facilité pour des voyages plus longs ; une variété de voitures parcourt les belles routes de Prague, Carlsbad et Dresde. Quiconque ne peut pas ou ne veut pas courir la poste, ou voyager dans son propre équiqage, peut se servir du vélocifère de poste, nommé *Eil-wagen* ou d'une voiture à petites journées, dite *Land-kutsche*, du moins s'il préfère l'aisance à la promptitude ; la voie du *Stell-wagen*, espèce *d'omnibus* pour des villes éloignées, quoique assez prompte, n'est pourtant pas aussi commode. De plus, depuis 1838 une navigation à vapeur s'est établi sur l'Elbe entre Dresde et Tetschen, ville voisine de Teplitz[28]).

Les habitants sont, en général, civils et prévenants. D'ailleurs, pour satisfaire aux plaintes quelconques des étrangers, un commissaire de police, délégué de Prague, y est placé pendant la saison des bains.

Les nouveaux-venus sont salués, une ou deux fois par jour, par des fanfares de trompettes, du haut du clocher de l'église ; le soir, avec leur permission, on leur donne une sérénade, dont le paîment est laissé à la discrétion.

Chaque étranger qui reste à Teplitz au-delà de cinq jours, doit payer une taxe qui, selon le rang qu'il occupe, est de deux ou d'un florin C. M. Le produit de cette *Cur-taxe* est entièrement consacré à l'embellissement de la ville et à l'entretien des promenades.

Prix des bains:

Un bain particulier, par heure, avant-midi	29) fl. 18 kr. C.M.
Un bain particulier, par heure, après-midi	12 — —
L'écoulement et le nettoîment du bain	6 — —
Un bain de douche	24 — —
Un bain entier de vapeur, avant-midi	40 — —
Un bain entier de vapeur, après-midi	30 — —
Un bain de vapeur local, avant-midi	30 — —
Un bain de vapeur local, après-midi	20 — —
Un bain de boue entier . . . 1 fl.	30 — —
Un bain de boue local . . . 1	— — — —

Chaque étranger qui a payé la taxe, est inscrit dans une liste imprimée (Bade-liste), dont les feuilles, publiées presque chaque jour, donnent le nom, la nation, l'état, et le domicile des arrivants.

C'est par cette liste authentique qu'on peut le mieux juger de la fréquence de nos thermes. L'année dernière, par exemple, qui n'était pas une des plus fréquentées, fait voir 4372 personnes sur 2523 familles. Mais dans ce nombre n'entrent pas ceux, dont le séjour n'a été que de peu de jours, ni ceux qui ont été traités dans les divers hôpitaux civils et militaires, lesquels, d'après les données officielles, ont porté la somme totale à 22,451 personnes.

Ces listes nous prouvent qu'il n'est pas d'état ni de rang, que nous ne rencontrerions à Teplitz. Témoins les têtes couronnées qui, à différentes époques, ont fait usage de nos eaux: Pierre le Grand, Frédéric Auguste, roi de Pologne, Marie Louise, impératrice d'Autriche, Charles X, roi de France, Nicolas I et particulièrement le roi actuel de Prusse, Frédéric Guillaume, qui depuis près de 25 ans a honoré chaque année Teplitz de son auguste présence. De même, toutes les nations nous fournissent leur contingent; cependant, après l'Allemagne, c'est l'Angleterre, la Pologne et la Russie qui envoient le plus de visiteurs.

AMUSEMENTS.

En premier lieu, il faut nommer les promenades qu'offrent le Schlossgarten, le Frauenbrunngarten et quelques autres points de la ville:

1. Le *Schlossgarten*, derrière le château du prince de Clary. Les premiers fondements de ce parc furent jetés par Radislas Chinsky, au commencement du dix-septième siècle ; ce furent ses successeurs qui l'embellirent au point d'en faire un des plus beaux jardins de l'Allemagne. On admire la verdure de ses boulingrins, ses deux pièces d'eau, peuplées de cygnes, les groupes pittoresques de ses arbres, et ses promenades délicieusement ombragées ou rechauffées par le soleil. L'élégant pavillon avec un salon à danser et à manger (table d'hôte), de petits temples, des statues, des serres, des oiseaux étrangers en augmentent les agréments ; l'enclos qui, dès l'après-midi, est ouvert à toute personne décemment mise, renferme encore une jolie gloriette, qui se reflète dans les eaux et offre un charmant coup d'oeil sur leur surface unie et leurs bords verdoyants. Vers onze heures le beau monde se donne rendez-vous dans le jardin, et une foule brillante, animée par la musique de Strauss et de Labitzky, encombre la grande allée et les avenues du pavillon.

2. Le *Frauenbrunngarten* ou *Spitalgarten* derrière le Herrnhaus. C'est là que se trouve l'établissement des eaux minérales, fondé en 1835 (Trink-anstalt). C'est un péristyle de 130 pieds de long, dont le plafond est supporté par 36 colon-

nes doriques. Bâti en demi-cercle, et garanti par une muraille contre le nord, il aboutit, d'un côté, à une salle, et de l'autre, à une petite halle, contenant l'Augenquelle (source aux yeux) et la Trinkquelle (source à boire) ainsi qu'un dépôt d'eaux étrangères. On prend ces eaux de six a huit heures du matin et, dans l'intervalle d'un gobelet à l'autre, on se promène sous la colonnade, aux sons d'un bon orchestre, ou l'on se disperse, si le temps est beau, dans les allées du jardin.

La ville de Teplitz et le village de Schönau se présentent le plus avantageusement des points suivants :

3. Le *Spitalberg*, hauteur escarpée au sud-est de la ville. En montant du côté du Schiesshaus, on voit d'abord Teplitz, étalé à ses pieds avec ses riantes maisons à toits rouges et jalousies vertes. Puis se déploie Schönau, et l'hôpital militaire autrichien et l'imposant Neubad viennent frapper la vue. Plus loin encore, vis-à-vis du point où le Schönauer-Berg s'élève à pic, le regard plonge dans un triple ravin, dont les profondeurs, arrosées par un ruisseau et garnies d'élégantes maisons, nous rappellent le site romantique de Carlsbad. En suivant toujours la promenade qui borde la crête de la colline, on descend dans le village de Prassetitz. De-là un sentier conduit à la faisanderie de Zwettnitz.

4. Le *Judenberg*, hauteur douce derrière le Graupner-Thor, au sortir du Frauenbrunngarten. Des blocs de porphyre épars en couvrent le sommet. La ville avec le palais du prince ; à gauche la fantastique masure dite Schlackenburg ; le vallon creux, traversé par la route de Prague, et du fond duquel s'élève le gigantesque Milleschauer avec le Kletschen, son rival et voisin ; plus à gauche encore la pente verticale du mont de Schönau (Schönaner-Berg) et le village de ce nom, s'adossant contre elle ; derrière, le Schlossberg aux créneaux délabrés ; au nord le monticule de Culm, surmonté d'une chapelle, les débris de la Geyersburg, le couvent de Mariaschein, la ville de Graupen ; plus à l'ouest le Mühlberg, l'abbaye d'Ossegg et d'autres lieux, se présentent tour à tour au spectateur.

5. Le *Mont de Ligne*, coteau pointu, ainsi nommé d'après le défunt feldmaréchal, prince de Ligne, bisaïeul du présent prince Edmond de Clary. Un joli kiosque qu'il y possédait, fut détruit dans la guerre de 1813, mais remplacé, en 1830, par un petit temple gothique. Situé entre Teplitz et Schönau, ce coteau est le seul point, d'où l'oeil peut embrasser tout à la fois l'un et l'autre. La vue du paysage contigu ressemble à la précédente.

Le *Schiesshaus*, maison du tir, situé au Spitalberg, procure beaucoup d'amusement à qui aime les divers exercices du tir. La compagnie des arquebusiers bourgeois, formée en 1552, possède divers précieux souvenirs, donnés par des personnes de haut rang.

Une troupe de comédiens allemands donne des représentations au théâtre du prince, contigu au château, et pourvu qu'on ne prétende pas y trouver une troupe digne d'une capitale, on en sera satisfait, particulièrement des comédies-farces. Souvent encore des acteurs et des danseurs de Prague, de Dresde et de Berlin y produisent leurs talents, et des acrobates, équilibristes, athlètes, escamoteurs, artificiers en feu et autres, attirent la foule curieuse, surtout lorsque le froid ou l'humidité empêchent de se promener.

Les célébrités musicales nous visitent aussi. Il suffira de nommer Mlle. Garcia, Miss Adélaïde Kemble, MM. Lacombe, Thalberg, Bériot, Vieux-Temps, Lewy, Prume etc. qui en dernier lieu se sont fait entendre et admirer à Teplitz.

Nous avons de plus un bon orchestre journalier; les fréquentes sérénades en l'honneur des nouveaux-venus, de même que la musique de six à huit heures du matin au Spitalgarten, et celle à midi au Schlossgarten, offrent, le dimanche surtout et le jeudi (orchestre complet), les morceaux d'opéras favoris et les dernières inspirations de Strauss et de Lanner. En outre, nous avons pendant le séjour du roi de Prusse une bande militaire autrichienne, connue très-avantageusement. Mais il faut convenir aussi que l'oreille est souvent blessée par des musiciens qui donnent le démenti à la renommée musicale des Bohèmes. Enfin nous remarquerons qu'on peut louer par semaine, à un prix modique, toute sorte d'instruments de musique.

Chaque soirée le pavillon du parc réunit les amateurs de la danse. Outre ces *réunions*, il y a grand bal le dimanche, au fort de la saison même deux fois par semaine, dimanche et mercredi. La société et l'orchestre sont du meilleur genre; on pourrait cependant désirer de voir un peu moins de cérémonies.

Un cabinet de journaux français et allemands, disposé dans le même pavillon, peut satisfaire l'intérêt politique et littéraire.

Enfin les minéralogistes, les géologues, les botanistes, les agronomes, les industriels trouveront d'amples ressources dans la ville et les environs [30]).

ÉTABLISSEMENTS DE SANTÉ.

L'hôpital de bains civil. Il fut bâti en 1802, mais agrandi en 1830, et contient maintenant cinquante lits, dont deux sont destinés aux domestiques étrangers. Par conséquent, en évaluant la saison à quatre mois et la cure, en général, à quatre semaines, 300—400 malades de l'un et l'autre sexe y sont traités annuellement. En outre, quelques centaines, sans y être logés, y ont gratis la nourriture, les bains et les soins médicaux. Les malades sont reçus sans exception de nation et de religion ; il faut cependant produire un certificat de pauvreté et le mal doit être du ressort de ces eaux. Le fonds, grâce aux efforts de feu le docteur John, se forma par des legs et autres donations de plusieurs bienfaiteurs. On en employa une partie à bâtir la maison et le reste fut placé à intérêt, pour fournir à l'entretien de l'établissement. Pour subvenir au surplus des frais, on fait des collectes et l'on donne à son bénéfice un bal annuel, plus une représentation au théâtre.

L'hôpital de bains militaire saxon. Il fait partie du bâtiment précédent, situé sur le chemin qui, derrière le Mont de Ligne, conduit à Schönau. Il fut fondé en 1805, et contient douze lits.

L'hôpital de bains militaire prussien. A droite de l'hôpital civil, bâti en 1826 et contenant trente lits.

L'hôpital de bains militaire autrichien. Grand édifice avec deux ailes attenantes. Il fut bâti de 1804—1808, et se trouve à Schönau près du Schlangenbad. Au moyen des 300 lits qu'il possède, il peut recevoir jusqu'à 1200 malades pendant la saison. Le rez-de-chaussée et le premier étage sont occupés par les soldats, le second par les officiers malades et le major commandant.

L'hôpital de bains juif. Il se trouve à gauche de l'hôpital civil, et fut fondé en 1831 à l'usage des Israélites indigents de tous les pays. Il contient actuellement quinze lits.

L'hospice du prince. Près de la chapelle de Lorette ou du tombeau héréditaire de la famille Clary et Alldringen. Quinze pauvres de l'un et l'autre sexe, et sujets de la seigneurie de **Teplitz**, y sont nourris et soignés gratuitement.

L'hospice des bourgeois. Contigu à l'hôpital civil et destiné aux pauvres infirmes de la ville.

L'institut des pauvres. Soutenu par un fonds particulier, pour subvenir avec indigents de la ville soit en argent soit en médicaments.

LES ENVIRONS.

On ne saurait se plaindre d'un manque de variété dans nos environs; elle est au contraire si grande, que cette division semble nuire à la sociabilité. On remédie en partie à cet inconvénient en assignant à chaque endroit son jour particulier. Un grand nombre de voitures élégantes y mènent à peu de frais, et de petits restaurants y sont pourvus de rafraîchissements.

LE PARC DE TURN.

C'est une hauteur, à un quart de lieue au nord-est, plantée de chênes, d'érables, de platanes, de bouleaux, de pins, et entrecoupée de promenades. On y approche par la route de Dresde, ou le plus ordinairement par celle de Schönau. En entrant par cette dernière, une promenade ombragée serpente d'abord vers l'ouest, côtoyant et traversant le petit ruisseau tortueux, qui coule en murmurant au travers d'un tapis vert à l'est. Puis, tournant vers la droite, par-dessus un pont, elle aboutit à une place ouverte, où se trouve la maison du jardinier avec des tables et des sièges. Ce parc est la promenade favorite, et dimanche surtout, dans un bel après-midi, on y voit un monde prodigieux. Au point le plus élevé, d'immenses bancs de porphyre d'une symétrie apparente, et surmontés d'un toit champêtre, donnent la perspective du Spitalberg, du Wachholderberg et d'une partie de l'Erzgebirg.

LE SCHLOSSBERG.

Montagne couronnée des ruines d'un château fort, et située à l'est à une demi-lieue de Teplitz. Au sortir de Schönau on suit la route à droite du Neubad.

Par une plaine doucement inclinée et couverte de
blocs de porphyre détachés, on arrive bientôt au bas
de la pente nord-ouest. C'est là communément qu'on
descend de voiture, pour gagner à pied, par un sentier ombragé de bouleaux, le sommet de la montagne.
Celle-ci, formant le centre d'un magnifique panorama, s'élève en immense taupinière au milieu
d'une campagne fertile, coupée par de grandes routes
et parsemée de villages et jolies métairies. Au sud-
est on voit Boreslau et les têtes nombreuses du
Mittelgebirg, lequel s'arrête vers Aussig pour laisser entrevoir l'Elbe et le rocher deSte.Marie. Au nord-
ouest on découvre Karbitz, le champ de bataille de
Culm et d'Arbesau, et sur la crête de l'Erzgebirg
l'église de Nollendorf. Plus à gauche le Mückenthürmel, occupant le point le plus élevé de cette
montagne [31]), les ruines de la Geyersburg, celles de
la Rosenburg, et au pied, le couvent de Mariaschein,
la Wilhelmshöh, la ville de Graupen, surgissent à
la vue. Enfin, à l'ouest se déroulent Eichwald,
Doppelbourg, Kosten, Klostergrab, Ossegg, le rocher Borzen près de Bilin, et en partie la ville de
Teplitz.

L'histoire primitive du Schlossberg est envelop-
pée d'obscurité. Selon la tradition, un chevalier de
Dobrowec [32]) y fit élever un château, on en ignore
l'époque ; et l'un des Wřowec [33]), rebelle contre Udal-

ric, duc de Bohème (1013), y ajouta des remparts. Cependant du temps des Hussites, c'est-à-dire au commencement du quinzième siècle, ce n'était plus que des ruines.

Vers le milieu du même siècle, Jean de Wřesowec, fils de Jakubko [34]), bâtit un nouveau château, nommé par cette raison le *Neuschloss* et chanté par Mitis, cent ans plus tard :

> — — — — — — cujus clara refulgent
> Moenia, vixque non attingentia nubes,
> Quae Wřesowicia jecit de stirpe Joannes.

Wolfgang de Wřesowec, vers le milieu du seizième siècle, le joignit avec ses dépendances au domaine de Teplitz, auquel il resta dès-lors incorporé.

A la fin du même siècle il était probablement fort déchu, puisque les deux Chinsky, Radislas et Guillaume, le firent rebâtir ; le dernier notamment l'entoura de fortifications [35]).

Pendant la guerre de trente ans, il eut, en général, la même destinée que la ville. En 1631 il fut occupé par les Impériaux. En 1634 les Suédois le prirent d'assaut, et en 1639 par capitulation. Ils l'abandonnèrent les années après (1635 et 1640), à l'approche des troupes impériales. En définitive, le trouvant plus désavantageux qu'utile au pays, il fut démoli, par ordre de l'empereur Ferdinand III, en 1655.

La décadence des restes augmente de jour en jour ; cependant des remparts assez forts, trois ou quatre tours à demi-écroulées, quelques murailles, des casemates, des caves, nous rappellent les siècles passés.

ZWETTNITZ.

Faisanderie, située à l'est, à un quart d'heure de la ville. En suivant la chaussée de Prague, on la quitte vers l'extrémité de la belle allée de peupliers, pour traverser le village de Zwettnitz qui est à droite. C'est de là que le chemin mène, à travers des prairies, à la faisanderie, située sur la pente d'un coteau. On se promène dans le boccage, surmonté de quelques chênes isolés et coupé de sentiers, ou l'on se repose devant la maison du garde-chasse, vis-à-vis du Schlossberg, qui au nord soulève sa tête crénelée. Les oublies que l'on fait chez le garde, ont de la renommée. Quand il y a beaucoup de poussière, les piétons feront mieux de choisir le sentier par la Sandgasse et le village de Prassetitz.

LA SCHLACKENBURG.

Sur le Spitalberg, à quelques centaines de pas de la maison du tir. C'est une construction très-bizarre de briques, de scories et de divers produits pseudo - volcaniques, qui de prime abord ressemble à un vieux château en ruines. On y prend du lait, du thé et autres rafraîchissements sur la plate-forme ou dans les appartements, et la plus belle vue entoure ce lieu de tous côtés.

LIPPNAY.

Bosquet délicieux, mais peu fréquenté ; aussi l'herbe y croit-elle sur les promenades, les broussailles entravent les pas, et l'hermitage, qui se trouvait au sommet, tombe en ruines. Cependant l'homme pensif et sensible, qui veut éviter la foule, se dirigera de préférence vers ce lieu solitaire. Trois chemins, celui de Zwettnitz, celui de la maison du tir, et le troisième du Schlossgarten, en sortant par la métairie, nous conduisent vers ce point, situé au sud à un quart d'heure de la ville. La jolie plantation près de la métairie, avec ses blocs de porphyre, est digne d'attention.

LE WACHHOLDERBERG.

Montagne au sud, à une demi-lieue. Quelques cabanes se sont groupées sur la pente septentrionale, et un cabaret, nommé *Obere - Bergschänke*, s'alligne à la grande allée du Schlossgarten. L'ascension en est un peu rude, surtout vers les deux points

arides qui ont le plus d'élévation ; mais aussi en est-
on dédommagé par un coup d'oeil, qui est surprenant, et même supérieur à celui du Schlossberg.
Au sud se découvrent la tour isolée de Kostenblat,
les jolis bâtiments de Křemusch, et le château ar-
chiépiscopal de Schwatz. A l'ouest, on voit Bilin,
adossé à sa roche grotesque, la ville de Dux, le
grand village d'Oberleitensdorf [36]), et au loin les
beaux châteaux de Rothenhaus et d'Eisenberg [37]) ;
puis la vue glisse au nord sur les flancs ondoyants
de l'Erzgebirg, aperçoit Ossegg, Klostergrab,
Mariaschein, Nollendorf etc, et se perd au-delà de
Karbitz dans une plaine. Le Mittelgebirg encadre de
l'autre côté ce beau tableau, tandis que le Schlossberg, ce vieillard toujours jeune, contemple avec
calme la ville qu'il a vu naître et dont il a quelquefois partagé le sort désastreux.

PROBSTAU.

Village et faisanderie, situés à une demi-lieue au
nord, derrière le village de Turn. Un chemin qui serpente à travers des prairies et des vergers, nous conduit dans ce charmant bois, traversé de promenades
en différente direction, et embelli par un étang qui,
à diverses époques, est peuplé de poules d'eau, de
canards et d'autres oiseaux aquatiques. A une demi-
lieu, au-delà de Probstau, le *Rumpelberg* présente

à l'oeil une perspective aussi étendue que variée. A gauche de Probstau se trouve

LA LOUISENHÖH.

Cette hauteur, ainsi nommée en l'honneur de Son Altesse royale, la princesse Louise de Prusse, femme du défunt prince de Radzivill, est à une demi-lieue derrière le village de Weiskirchlitz. Elle est formée par des blocs de porphyre et garantie contre le soleil par une rotonde de bois. La vue sur le pied de l'Erzgebirg, animé par de petits hameaux, et sur le romantique vallon au-dessous, est particulièrement intéressante.

EICHWALD.

Village avec une forge et des moulins à papier et à scie, situé à une lieue vers le nord, au pied de l'Erzgebirg. Ici l'aspect de la contrée revêt un caractère différent, et les gorges sauvages de cette montagne tranchent d'une manière marquée avec la plaine unie, à l'horizon de laquelle se dessinent les bleus contours du Mittelgebirg. La colline médiocre, au fond de ce vallon qui s'étend au nord d'Eichwald, fait surtout ressortir ce contraste. Le Mühlberg, escarpé, s'élève à l'entrée du même vallon, cependant un sentier tortueux diminue la fatigue de la montée et des siéges, placés dans plusieurs endroits distingués par leurs points de vue, invitent à se reposer. Arrivé à la demeure du garde-bois, on est frappé de l'échappée de vue qui se présente. On s'en arrache à regret, et tout en descendant on s'arrête encore dans le pavillon, planant au-dessus d'Eichwald, pour jeter un dernier coup d'oeil sur ces sites romantiques.

DOPPELBOURG OU TOPPERLBOURG.

On suit la route d'Eichwald, bordée de marronniers, mais on s'en détourne bientôt, pour prendre à gauche et traverser d'abord un hallier, agréablement ombragé, puis des prairies et des allées d'arbres fruitiers. Doppelbourg est un parc aux cerfs, à une lieue au nord-ouest, qui les lundis et vendredis est ouvert au public. La maison de chasse, enceinte d'un fossé, est un octogone dont les angles répondent à autant d'allées, taillées dans le bois. Une nombreuse société, assise dans une place ouverte, y prend du lait, du thé ou du chocolat en attendant l'heure de l'affouragement des cerfs. Alors, au signal donné par le cor, ces animaux s'élancent de tous les points de la forêt et s'avançant sans crainte tout près des barrières, ils dévorent les glands et les marrons qu'on leur jete. Avant d'entrer à Doppelbourg on se rend le plus communément à

KOSTEN.

Autre parc aux cerfs, voisin du précédent, mais appartenant au prince de Lobkowitz. De la place où se trouve la maison de chasse, l'oeil parcourt une riante campagne qui se déroule au loin. Dans le parc des troupeaux de cerfs se promènent sur les pelouses, broutant, et redressant la tête dès qu'on les approche. La forêt même est coupée de promenades qui aboutissent à de charmants points de vue et offrent, quand il fait chaud, une agréable fraîcheur.

LE KÖNIGSHÜGEL.

Monticule, situé vers l'ouest, à une lieue et demie de Teplitz, tout près de Klostergrab.

Nous ne saurions trop appeler l'attention des étrangers sur ce point qui, par la beauté et l'étendue de la vue, l'emporte, à l'exception du Milleschauer, sur tous nos autres environs. A l'est on découvre la ville d'Aussig, et au sud celle de Brüx, comme les deux bouts d'un arc immense qui, long de douze lieues, se plonge d'un côté dans les flots de l'Elbe, de l'autre dans ceux de la Bila, et sur lequel, enclavé entre une double chaîne de montagnes, l'oeil va distinguer avec étonnement soixante villes et villages épars. Ce point l'emporte encore sur les précédents en ce qu'il est placé au fond de la vue qu'il domine, au lieu d'être à son centre, de manière à pouvoir l'embrasser toute entière d'un seul coup d'oeil. Certes, aucun de nos visiteurs ne devrait faire ses adieux, sans emporter le beau souvenir du Königshügel.

OSSEGG.

Abbaye de l'ordre de Citeaux. Ses aiguilles s'élancent au-dessus de jardins fruitiers, à une lieue et demie de Teplitz vers l'ouest. L'enceinte, y compris les bâtiments ruraux, en est considérable, et la position fort belle. Les appartements du prélat donnent sur le vallon de la Bila et, en partie, sur celui de Teplitz jusqu' à Culm. La collection de minéraux contient des cristallisations très-rares et des fossiles remarquables; parmi les tableaux, quoique en petit nombre, on y voit des Carrache, des Carlo Dolce, des Bassano, des Rubens, des Wouverman, des Potter, des Lucas Cranach etc. Une coupole magnifique surmonte la grande et belle église, et le jardin, assez spacieux, n'est pas sans agréments. Une fabrique fournit du casimir et une étoffe de serge très-recherchée. Le village d'Ossegg, conjointement avec vingt autres villages et un territoire de trois lieues carrées, est ressortissant au couvent.

Ossegg paraît dans l'histoire, dès 975, comme appartenant au seigneur Slawnik, père de St. Adalbert. Après lui il passa aux Riesenburg, et Slawko, membre de cette famille, le donna avec quelques terres aux moines de Citeaux, réfugiés en 1196 de Maschau. C'est vraisemblablement à cette époque que l'on commença à bâtir le couvent.

Il fut dévasté en 1249 par les troupes de Přemysl Otacar, margrave de Moravie, et en 1278 par celles de l'empereur Rodolphe I [38]). A peine rebâti, il fut réduit en cendres par un incendie, au commencement du quatorzième siècle.

Dans les troubles des Hussites il essuya de nouvelles calamités: en 1421 les hordes de Prague, conduites par Jean, moine apostat, et en 1426 les Taborites, autre faction des Hussites sous Procope le Chauve, en massacrant les religieux, ravagèrent le couvent dont les terres dépendantes furent cédées (en 1460 et 1485) à plusieurs seigneurs utraquistes. L'empereur Ferdinand I les hypothéqua aux seigneurs de Lobkowitz; Rodolphe II les donna à l'archevêché de Prague qui, sous Ferdinand II, les restitua à l'ordre de Citeaux.

A une demi-lieue de l'abbaye se trouve, nommé d'après son abbé, le rocher de la

SALESIUSHÖH.

L'un des plus beaux sites dont se glorifie Teplitz, et d'autant plus surprenant, qu'il se découvre subitement et frappe tout-à-coup l'oeil étonné.

D'abord le regard se promène sur les rocs de granit d'alentour, crevassés, et amoncelés en groupes, tels que la nature capricieuse ou tourmentée de masses, les a rejetés jadis dans un désordre qu'on dirait avoir été convulsif. Puis il erre avec ravissement sur les prairies et les moissons, les vergers et les hameaux, enfin sur toute cette campagne que l'Elbe baigne et que silonne la Bila, et dont à l'est la montagne de basalte, dite Mittelgebirg, tantôt en s'aplatissant, tantôt en s'élevant en cônes, se découpe sur le ciel azuré.

LA RIESENBURG.

Tout en sortant du village d'Ossegg, et en se dirigeant vers l'occident, on entre dans une sombre forêt de sapins ; bientôt la contrée s'égaie ; quelques cabanes paraissent, entourées de verdure ; et la Miza, torrent bruyant et écumant, bondit à travers des rocs ; enfin, après trois quarts d'heure de marche, on arrive à une petite chapelle, ombragée de tilleuls derrière laquelle, perché sur la croupe d'une roche escarpée, se déploie l'antique et fier château de Riesenburg.

On contemple avec étonnement ces énormes
débris, contre lesquels quatre cents ans viennent
de se briser.

„Des siècles autour d'eux ont passé comme une heure“
Delille.

Un escalier de 126 marches nous conduit jusqu'
aux crénaux de la tour; ici un aspect de grandeur
frappe le regard, lequel s'abîme tantôt dans le gouffre,
et tantôt erre au loin sur une campagne bien cultivée.

Ainsi qu' Ossegg, la Riesenburg appartenait en
975 au père de St. Adalbert, nommé Slawnik qui
y mourut en 984; et avec Ossegg, elle passa dans
le onzième siècle aux comtes d'Osek [39]) qui, en même
temps, abandonnèrent ce nom pour celui de Riesenburg: famille très-puissante, et éteinte depuis des
siècles. Au quatorzième, la Riesenburg était en pos-
séssion de la famille de Choltiz ou Koldic, qui existe
encore en Moravie sous le nom de comtes de Sedl-
nitzky et barons de Choltitz, et qui, en 1398, le ven-
dit à Guillaume I, margrave de Misnie. Mais dès
1459 elle fut, en vertu d'un traité, rendu à la
couronne de Bohème et bientôt après, ainsi que
d'autres châteaux forts, démoli par ordre de l'empereur
Sigismond. Aujourd'hui la Riesenburg dépend de la
seigneurie de Dux, laquelle est propriété des comtes de Waldstein-Wartenberg, composée de trois villes et trente villages, et dont le chef-lieu est:

DUX.

Ville à une heure de distance de Teplitz, au sud-ouest. Son château, avec un jardin anglais, est l'objet de la curiosité des étrangers. La seconde cour est ornée de ce fameux bassin, à la construction duquel l'illustre Wallenstein employa les canons, pris sur les Suédois, en 1630, à Nuremberg. Dans les appartements du château le luxe est uni au bon goût et à tous les genres du comfort. La grande salle est décorée des anciens portraits et tableaux historiques de la famille Waldstein; le plafond, peint par Venceslas Rainer, représente la mémorable scène, dans laquelle Henri de Waldstein offre à son roi Přemysl Otacar II ses vingt-quatre fils, tous en pleine armure et accompagnés d'autant d'écuyers (1254). La collection de tableaux, la bibliothèque, le cabinet d'histoire naturelle, celui d'antiquités et de curiosités, le cabinet d'armes etc. sont intéressants.

Quelques reliques de Wallenstein attirent l'attention: le crâne fracassé où s'enfantèrent de si vastes projets, et la hallebarde fatale qui en arrêta l'exécution.

Enfin on voit à peu de distance les rétranchements d'un camp suédois sous les ordres de Wrangel, et une couche pseudo-volcanique très-considérable.

BILIN.

Ancienne ville, à deux lieues au sud de Teplitz, située sur la Bila, dans une plaine très-fertile en grains et en fruits. Le nouveau château, bâti en 1680 par Christophe baron de Lobkowitz, s'appuie sur un rocher de gneiss et domine la ville. L'ancien château, fondé selon la tradition (744) par Bila, fille de Krok, duc de Bohème, et soeur de Libuša, est habité par les employés du prince, ou converti en magasins.

Bilin est célèbre par sa source acidule (Sauerbrunn), analogue à celle de Selters, à laquelle cependant elle est supérieure en carbonate de soude et en acide carbonique. Elle coule à une demi-lieue de la ville à l'ouest. Il y a plusieurs sources, renfermées dans un pavillon et entourées de plantations. Un grand nombre de baigneurs de Teplitz s'y rassemblent dans l'après-midi. L'eau est froide, claire, aigrelette ; mêlée avec du vin du Rhin ou d'Autriche, elle pétille et avec un peu de sucre elle offre une boisson très-agréable, rafraîchissante et mousseuse comme du Champagne. Les diverses sources sont si abondantes qu'on en remplit plusieurs milliers de bouteilles par jour, lesquelles sont consommées dans le pays ou exportées dans l'étranger.

A deux lieues de Bilin sourdent aussi les eaux amères de Saidschütz, dont le principe prédominant est le sulfate de magnésie. On en fait non-seulement un grand débit en bouteilles; mais on en retire le carbonate de magnésie. Dans ce but, l'eau de Saidschütz, après avoir été évaporée et concentrée, est transportée en tonneaux à Bilin, et là confondue avec l'eau écoulée du Sauerbrunn, concentrée également. Le précipité qui en provient, fournit une préparation qui par sa beauté et sa légèreté surpasse même celle de Manchester. Ce laboratoire se trouve à quelques centaines de pas du Sauerbrunn.

A l'opposite, surgit le *Borzen* ou *Borschen*, rocher de phonolithe, coupé à pic, dont la forme ressemble, dit-on, au Mont-Serrat en Espagne. Le sommet se ramifie en colonnes colossales, irrégulières et quadrilatères, à une près, celle du milieu et la plus haute, qui en prisme hexagone, franche et isolée, surmonte les autres. Ce rocher a été gravi par les plus grands naturalistes: Humboldt, de Luce, Dacamera, Andrada, d'Aubuisson, et en 1826 par Son Altesse imp. roy. l'archiduc Rainier. Le coup d'oeil y est ravissant, et le botaniste et le minéralogiste y trouvent d'importantes productions. La seigneurie de Bilin, propriété du prince de Lobkowitz, duc de Raudnitz, embrasse deux villes et trente-un villages.

SCHWATZ.

Village et seigneurie, à une lieue au sud de Teplitz, appartenant à l'archiépiscopat de Prague. Le château, tel qu'il est, et le jardin, tenu à l'anglaise, ont été rétablis par le prince-archevêque de Salm-Salm, prélat d'un très-grand mérite. Au-dessous du jardin, la Bila roule ses eaux paisibles; mais bientôt elle va quitter le riant vallon, auquel elle a donné son nom, pour s'enfoncer dans le Mittelgebirg et se jeter dans l'Elbe près de la ville d'Aussig.

KŘEMUSCH.

Village et seigneurie, propriété du comte Ledebour, située à une petite lieue de Teplitz au sud. Ici le château et une villa romaine, placée près de la chaussée de Bilin, attirent l'attention; mais encore les bâtiments de l'économie rurale ont une certaine élégance. Le beau jardin renferme entre autres une tourelle d'où un panoroma magnifique se déroule à l'oeil.

Arrivé à Křemusch on ne doit pas manquer de visiter la *Teufelsmauer*. Un chemin agréable, d'une demi-lieue, y conduit les voitures, tantôt en suivant des allées d'arbres fruitiers, tantôt en cotoyant des forêts, imprégnées d'exhalaisons résineuses. La Teufelsmauer ou le mur du diable, n'est qu' une pente fort crevassée et formée de basalte, où l'on reconnaît distinctement le cours anfractueux de la lave. Elle forme la barrière septentrionale d'un étroit mais profond vallon, au fond duquel coule la Bila et se groupe le paisible hameau de Dolanken. Un kiosque, supporté par des traverses, est comme accroché sur le talus qui, descendant presque à pic, se plonge dans la rivière.

KOSTENBLAT.

Village et château, à deux lieues au sud-est de Teplitz. Le nouveau château n'offre rien de curieux. Mais c'est au-dessus du village, sur une hauteur boisée du Mittelgebirg, que pose l'ancien château de Kostenblat. La route est peu praticable pour les voitures, cependant ces ruines, célèbres dans l'histoire, méritent d'être visitées, indépendamment de la belle perspective qu'elles dominent.

> The tower by war or tempest bent,
> While yet may frown one battlement,
> Demands and daunts the strangers eye —
>
> *Byron.*

Le vieux château de Kostenblat, jadis Kostomlati, fut fondé, selon une tradition, par un chevalier de Žerotin. Cette famille, qui fleurit encore en Moravie sous le titre de comtes de Zierotin, le possédait encore en 1370. Mais en 1422, se-

lon un document trouvé dans les archives de Kö-
nigsberg, il était en possession de l'Ordre Teu-
tonique et il fut assiégé en vain par les Hussites.
Peu d'années après il appartenait aux seigneurs
de Wartenberg et ce fut sous eux que, dans une
querelle avec Jacques de Wřesowec, seigneur de
Teplitz, il fut emporté d'assaut et détruit l'an
1434. En 1450 le domaine de Kostenblat parvint à la famille de Kunstadt, surnommée Podie-
bradsky, dont sortit l'illustre George de Podiebrad,
roi de Bohème, et bientôt après à une branche
collatérale des Wřesowec, qui en adopta le sur-
nom de Kostomlatzky. Mais en 1620, après la
bataille du Weissenberg, leurs biens furent con-
fisqués et vendus aux seigneurs de Černin [40]). Le
possesseur actuel est celui de Křemusch.

Les restes de ce château sont considérables et
assez bien conservés.

MARIASCHEIN.

Célèbre endroit de pèlerinage, à une lieue au
nord-est de Teplitz. Il est situé au milieu de
prés et de vergers, au pied de l'Erzgebirg, où
le toit rouge de l'église, relevé par la verdure
d'alentour, fixe de loin les regards.

Des milliers de fidèles, même de pays éloignés:
la Silésie, la Moravie, la Lusace etc. y affluent [41])

aux diverses fêtes da la Vierge Marie, sous l'invocation de laquelle est placé ce lieu. La magnifique église, bâtie en forme de croix et entourée d'un cloître, est l'ouvrage des Jésuites (1706), qui possédèrent Mariaschein et le bien adjacent de Sobochleben jusqu'à l'époque de leur suppression.

Le cloître abonde en tableaux à fresque qui représentent les miracles, opérés par la Vierge.

La fontaine du Marienbrunn fournit de l'eau délicieuse, et c'est là, dit-on, que se trouvait le tilleul, dans lequel fut cachée l'image miraculeuse de Marie, lorsque, dans les troubles des Hussites, les religieuses de Schwatz vinrent se réfugier à Graupen (1421).

Enfin divers ornements du culte catholique, qu'on montre dans la sacristie, sont remarquables par leur richesse et la beauté du travail.

A quelques minutes au nord-ouest se trouve

GRAUPEN.

Ville, fondée en 1146, et remarquable par ses mines d'étain qui sont au nombre des plus anciennes de la Bohème. L'exploitation en est evaluée de cinq à six cents quintaux par année.

La ville même se reserre dans un sombre vallon de l'Erzgebirg, qui forme un contraste marquant avec la riante plaine qu'on vient de quitter, et où des maisons, comme cramponnées à ses pentes ou amoncelées sans ordre au fond du vallon, présentent un aspect très-bizarre.

Au dessus de Graupen, en gravissant le Mückenberg, l'horizon s'élargit, les tableaux pittoresques alternent avec les romantiques, l'oeil passe de surprise en surprise, jusqu' à la hauteur du Mückenthürmel, le point le plus élevé de l'Erzgebirg[42]), on jouit d'une vue admirable, où la gaîté de la plaine se marie au sublime de la montagne.

Tout près de Graupen, à son couchant, s'élève

LA ROSENBURG.

Colline de médiocre élévation, couverte de quelques ruines de peu d'apparence. C'était cependant là le château de Graupen, où résidaient au treizième et quatorzième siècles les puissants, riches et fastueux chevaliers de Koldic[43]); et ces mêmes murs, brisés et renversés, retentissaient jadis des fanfares des tournois et de la gaîté des festins[44]).

Aujourd'hui ce n'est que solitude et destruction, tout est en ruines ou menace ruine, et jusqu' à son nom, dernier souvenir du passé, a disparu.

Au milieu des débris, un homme[45]) a fixé sa silencieuse demeure; des parterres fleurissants ont remplacé les anciennes dalles; et la vieille maçonnerie, morne et mystérieuse, contraste singulièrement avec les riants rosiers, qui ont donné leur nom à la Rosenburg. Enfin, en entrant dans la halle, placée au-dessus du talus méridional, une perspective, qui surprend, se découvre tout d'un coup à la vue.

„A key unlocks a kingdom.“

A droite et à gauche ce ne sont que gouffres, pentes, rochers, broussailles, sapins, enfin une contrée d'un caractère sauvage, et sur le devant la belle vallée de Teplitz, sur laquelle plane une douce et pittoresque harmonie, et que ferment, en guise de mur, les dômes azurés du Mittelgebirg.

LA WILHELMSHÖH.

L'un des points les plus intéressants de la Bohème, ainsi nommé d'après S. A. R. le prince Guillaume de Prusse, et situé au sud de la Rosenburg, à la distance de quelques centaines de pas.

Quelques variées et étendues que soient les vues que présentent nos autres points, aucune n'a des charmes pareils à celle-ci: c'est le paysage le plus doux pour l'oeil et le plus reposant; c'est l'image de la paix et d'une vie calme.

La croupe de la hauteur s'aplatit en plateau, sur lequel une tente et un joli pavillon mettent les nombreux visiteurs à l'abri du soleil. Un chemin agréable et raccourci y mène le piéton par Turn et Probstau, à travers des prairies et des vergers.

HOHENSTEIN.

Village avec une fabrique de terralithe, à une lieue et demie au nord-est de Teplitz. Au-dessus s'élève le Geyersberg, surmonté des ruines du château de

GEYERSBURG,

Auxquelles se rattache un ancien et intéressant conte des Bohèmes, celui de l'infortuné *Hans de Bleyleben.* Mais le chemin n'est guère praticable que pour les piétons. Plus au nord-est, à deux lieues de Teplitz, on foule le terrain de

CULM.

Les thermopyles de la Bohème. Trois monuments en fer rappellent la bataille : le prussien et le russe, consacrés aux braves qui périrent pour leur patrie ; l'autrichien, érigé en l'honneur du général-feldzeugmeister, le comte Jérôme de Colloredo, qui décida la journée du 17. septembre 1813.

Le premier de ces monuments, de forme pyramidale, d'un style gothique, est haut de dix-huit pieds sans le piédestal, et orné de la *croix ;* l'autre, placé près de Priesten, dernière position soutenue par les Russes, présente la statue de la Victoire, haute de neuf pieds qui, fondue d'après l'antique modèle, retrouvé nouvellement à Brescia, repose sur un piédestal élevé et gardé par quatre lions; le monument autrichien, en dimensions colossales, forme un obélisque à quatre faces et haut de neuf toises, sur lequel perche l'aigle victorieux, tandis qu'à côté du piédestal est couché le lion endormi.

Tous ces monuments ont des inscriptions, et sont surveillés par des invalides qui, témoins et acteurs, donnent en même temps les détails de la bataille.

LE MILLESCHAUER OU DONNERSBERG.

Le roi du Mittelgebirg, selon Mr. Alex. de Humboldt à 2510 pieds au-dessus du niveau de la mer. Il est situé au sud-est, à trois lieues de Teplitz.

La belle chaussée de Prague conduit d'abord à Boreslau, qui est à deux lieues de distance; c'est là qu'ordinairement on laisse sa voiture et se pourvoit d'un guide. Il faut une demi-heure pour arriver au pied de la montagne, dont les deux tiers sont boisés; dans la région supérieure, la végétation disparaît, et des masses de porphyre schisteux, d'une taille énorme, gisent épar-

pillées sur le sol. Quoiqu'on en ait beaucoup
adouci l'ascension, ce n'est pas sans fatigue, qu'a-
près avoir monté pendant une heure, on en at-
teint enfin la cime. Là, un panorama, supérieur
à toute description, se déploie à l'oeil émerveilleux :
plus d'un tiers de la Bohème, entrecoupée de
montagnes et semé, partout où peuvent atteindre
les yeux, de villes et villages. Mais si le ciel
pur et sans nuage l'embrasse de sa gracieuse
voûte, si le soleil levant y darde ses mille rayons,
alors les comparaisons manquent et l'on reste
anéanti dans l'aspect et dans l'admiration. Aussi
Mr. Dacamera, inspecteur des mines de diamants
du Brésil, qui avait parcouru l'Europe, déclara
que cette montagne surpassait en beauté toutes
celles qu'il avait vues.

Mais examinons de plus près ce beau tableau.
A nos pieds surgissent ces milliers de cônes basaltiques, pareils à un océan aux vagues agitées,
arrêté et figé au milieu de la tempête. Au loin,
des montagnes plus considérables arrêtent le regard : au nord-ouest l'Erzgebirg, connu par de
si beaux sites ; le Rosenberg et le Winterberg au
nord-est ; plus à l'est l'Isergebirg, et par un ciel
serein même le Riesengebirg avec ses gnômes et
ses géants fabuleux ; au sud-est le Bösig ; le Jesch-
ken, de 200 pieds plus haut que le Milleschauer ;

le St. George, s'élevant rond et isolé au milieu d'une plaine; et au-delà, les hauteurs de Prague où l'oeil à l'aide du télescope, perçoit même la métropole et se perd au loin sur les montagnes de la Moravie; plus vers le sud la montagne d'Eule, traversée jadis par des veines d'or, et au midi le plus reculé, celle de Rokitzan, rejeton du Böhmerwald; enfin à l'ouest les montagnes de Kaaden et plus loin, en arrière, le Fichtelgebirg près d'Egra.

Des villes et villages sans nombre animent ce paysage; en voici les plus rapprochés et les plus remarquables: A l'ouest, Bilin, Brüx, Kommotau, Rothenhaus, Eisenberg.

Au nord, Hlinay, village et château, entourés de vignes, et tout près le village de Staditz, célèbre par le champ où Přemysl, assis sur sa charrue et achevant son dîné rustique, fut trouvé par les envoyés de Libuša, qui vinrent lui offrir sa main et la couronne de Bohème; au-delà, l'éminence de Bihan ou Biehanie, ainsi nommée d'après la défaite [46]) de Frédéric, margrave de Misnie, par les Hussites sous Procope le Grand (1426), et l'église voisine où reposent les sept princes allemands, victimes de cette bataille.

A l'est, c'est la ruine de Kameik qui, à l'instar d'une cheminée, monte vers le ciel: près d'elle se trouvent des blocs basaltiques dont les fentes, même au coeur de l'été, recèlent de la glace.

Plus à droite, vers le sud-est, le village de Černosek, fameux par ses vins, vient se mirer dans l'Elbe; mais la belle ville de Leitmeritz se cache modestement derrière le Radobeil, montagne triste et nue, tandis que le Lobosch, revêtu de vignobles, nous dérobe l'aspect de Lobositz, ville mémorable par une bataille [47]). Entre ces deux colosses, l'Elbe, animé de barques, roule lourdement ses flots reluisants, et au-delà du Lobosch, en apparence à une portée de pistolet, s'étale Theresienstadt, une des principales forteresses des États Autrichiens.

Au-dessus de la montagne, au sud, est Milleschau, village et château, dont elle tire son nom. Plus loin, plusieurs ruines fixent l'attention: celles d'un ancien fort à gauche de Milleschau, bâti par les rebelles Wršowec [33]) sur une hauteur escarpée de basalte, et détruit par Udalric, duc de Bohème (1040); celles de Koštial ou Koštialow, bâti par Koštial, seigneur de Bilin et mari de Bila [48]), au pied desquelles se groupe maintenant le bourg de Trebnitz; et celles de Hasenburg, jadis Klappay, bâti par les deux frères de Koštial [49]). Enfin, près du village de Skalken et celui de Vatislav, s'élève une tour isolée, la seule marque de la çi-devant ville de Vlastislava, bâtie en 855 par Vlastislas, duc de Saatz, et rasée, en 936, par Boleslas, duc de Prague.

En ramenant la vue sur le sommet même, une surprise non moins agréable nous est ménagée. Un aubergiste, spéculant sur la curiosité de nos baigneurs, y a établi une petite hôtellerie : il y a arrangé des grottes et de jolis cabinets, tapissés de mousse, qui mettent à l' abri du vent et fournissent un gîte à quiconque y veut attendre l'aurore. L'air sur ses hauteurs est si frais que ceux qui en entreprennent l'ascension, devraient se pourvoir de vêtements plus chauds, même au fort de l'été, et arrivés à la cime, en état de sueur, se reposer dans un des cabinets, avant d'aller contempler la vue.

Les personnes faibles et les dames trouveront à Boreslau des brancards et des ânes.

AUSSIG.

Ancienne ville, fondée en 826, et situé sur l'Elbe, à l'embouchure de la Bila.

Elle est fameuse par sa position pittoresque, ses vins délicieux et les ruines voisines de Schreckenstein et de Blankenstein. Dans l'église on voit une madonne, attribuée à Carlo Dolce et donnée par l'illustre Mengs qui nacquit à Aussig (1728).

Aussig est au levant, à deux heures de distance de Teplitz, en y allant en voiture.

TETSCHEN.

Au nord-est, à sept lieues de Teplitz, mais qu'on fait en trois à quatre heures.

Son imposant et magnifique château domine l'Elbe et le pays, et s'appuie sur un rocher à pic qui, baigné par le fleuve, s'élève à 70 pieds au-dessus de son niveau.

La ville est petite, mais agréable et animée par son industrie, son commerce, et sa navigation sur l'Elbe. Depuis 1838, la navigation à vapeur, établie avec Dresde, l'a rendue importante pour les visiteurs de Teplitz, leur fournissant pour cette ville un moyen de transport, aussi prompt qu'agréable. La contrée de Tetschen est fort attrayante et forme l'entrée de la Suisse saxonne, traversée par l'Elbe, et dont quelques-unes de ses plus belles parties se trouvent encore en Bohème.

Telle est la riche et riante vallée de Teplitz ; tels sont les charmes, les jouissances qu'elle offre ; telle est enfin cette cité thermale, qui de temps immémorial a attiré une foule de malades, et à laquelle vingt pays aujourd'hui envoient ses hôtes pour aller trouver l'espoir et la santé dans ses ondes salutaires.

PARTIE MÉDICALE.

______

HISTOIRE DES SOURCES.

Dans la section précédente, nous avons raconté la circonstance à laquelle la tradition attribue la découverte des sources de Teplitz [50]); nous avons de plus remarqué que le chevalier Kolostug, seigneur de Setenz, ne tarda pas à y établir sa résidence : cependant, quelque probable qu'il soit que cette eau salutaire ait été, dès sa découverte, mise en usage dans diverses infirmités humaines, rien n'indique pendant plusieurs siècles, que sa renommée se soit étendue au-delà du voisinage.

Ce n'est que vers le milieu du seizième, que les médecins commencèrent à en faire mention dans leurs écrits : Paracelse, Agricola, Thurneysser, Goebelius et autres la préconisent, et la citent parmi les eaux *les plus célèbres du monde.* Thomas Mitis de Limusa, gentilhomme bohème, auquel nous avons emprunté l'épigraphe du frontispice, en chanta même les vertus en vers latins, et dans ce poëme, imprimé en 1550—1557, il parle déjà d'établissements thermaux et même d'un hôpital : il dit qu'on s'y baignait en commun, mais qu'il y avait des salles séparées pour les deux sexes, ainsi que pour la noblesse et les pauvres. L'an 1589 Radislas Chinsky [51] fit de nouveaux établissements, dont Schwenkfeld, médecin contemporain, nous a donné la déscription, et qui, sauf quelques bains probablement particuliers, situés dans le faubourg [52], existaient dans la ville et renfermaient six grandes *piscines* [53], les unes pour les nobles, les autres pour les bourgeois et les paysans [54]. Mais peu à peu trois de ces bains communs furent convertis en bains privés, qui dès-lors prirent faveur ; on y ajouta de nouveaux cabinets, ainsi que des douches.

En 1793 tous les établissements de la ville et du faubourg furent détruits par un incendie [55] jusqu'aux voûtes mêmes des cabinets ; rebâtis la même année, ils firent place plus tard à des constructions élégantes : le Fürstenbad en 1824, le Herrenhaus en 1825, et le Stadtbad en 1816 et en 1839.

Les petites sources, désignées sous le nom de *Gartenquelle*, jadis *Spitalbad* (bain de l'hôpital), furent long-temps négligées et considérées comme l'égoût des autres bains. Il était réservé au docteur Hansa de les tirer de l'oubli et au prince Jean de Clary de les faire enceindre (1799) telles qu'on les voit encore.

Quant aux sources de Schönau, celles du *Steinbad*, d'abord un rouissage, puis une mare impure où croupissaient inutilement ses eaux bienfaisantes, ne servaient qu'aux mendiants, aux personnes [56]) affectées de maux dégoûtants, et même aux animaux malades. C'est en 1759 qu'elles furent encadrées en pierre et recouvertes d'un bâtiment de planches, contenant un seul bain qui plus tard fut divisé en quatre. L'établissement actuel date de 1800.

La *Tempelbadquelle*, découverte en 1776, fut d'abord recouverte d'une petite rotonde en bois, qui en 1806 fut construite en pierre.

Dès le commencement du dix-huitième siècle, on tenta d'utiliser les sources du *Schlangenbad ;* mais, comme celles du Steinbad, elles furent abandonnées aux mendiants et aux vagabonds, jusqu'à ce que, en 1773, le prince de Rohan, ambassadeur de France à Vienne, y fit construire un bâtiment en bois. Cette construction fit place, en 1796, à un bâtiment de pierre, rebâti en 1820, et qui à son tour fut remplacé, en 1839, par l'élégant édifice qu'on y voit aujourd'hui.

Les *Schwefelbadquellen*, recommandées par Frédéric Hoffmann, mais décriées comme les au-

tres sources de Schönau par Troschel, avaient
déjà, en 1702, un bâtiment en pierre, composé
de trois cabinets de bains, qui en 1797—98 furent augmentés jusqu'à cinq. En 1838—1840,
on y fit un bel et grand établissement, et l'ancien
nom très-impropre de *Schwefelbad* (bain sulfu-
reux) fut abandonné pour celui de *Neubad* (nouveau bain). En effet, ni les analyses chimiques ni
la moindre trace d'odeur hépatique n'indiquent la
présence du gaz hydrogène sulfuré; et cette odeur,
si elle a réellement existé, n'était sans doute qu'ac-
cidentelle et produite, comme on l'observe dans
les sources chargées de sels sulfuriques, par la
décomposition de matières organiques, qui se trou-
vaient dans les bassins ou près des sources; mais
elle se dissipa en nettoyant celles-ci et en les en-
cadrant plus soigneusement.

Il nous reste encore à parler des phénomènes
qu'ont présenté en divers temps les eaux thermales
de Teplitz. Les uns étaient de simples déviations
de la source, causées par un encaissement vicieux,
telles que les nouvelles éruptions de la Hauptquelle en 1767 et 1812, et celle de la Weiberbadquelle en 1799 — les autres, occasionnés
par une révolution souterraine, coincidaient avec
des explosions volcaniques, qui à plus ou moins
de distance, et sur une plus ou moins grande

étendue, ont exercé leur funeste influence au même temps et à la même heure sur la surface du globe terrestre.

Déjà Balbin, dans son Histoire de Bohème (publiée en 1697), rapporte que la source de Teplitz tarit subitement, par punition, dit - il naïvement, de ce qu'on y faisait payer les bains ; mais rien ne nous a été transmis quant à l'époque et les particularités de cette disparition.

En 1720, la Hauptquelle se mit à bouillonner, à jaillir avec fracas, et finit par jeter d'énormes masses de pierres, pésant plusieurs quintaux, du moins à ce que rapporte Treschel. Ce phénomène, selon Kastner, était en rapport avec d'autres évènements simultanés tels que l'élévation de quelques rochers près de l'île de Terceira, du Monte nuovo près de Naples, du Xurullo dans le voisinage du volcan de Sangay, dans l'Amérique méridionale etc.

Enfin, ce fut le 1. novembre 1755, entre onze heures et midi que, sans la moindre secousse perceptible, cette même source s'arrêta une seconde fois, et pendant un quart d'heure ou, selon d'autres, pendant quelques minutes resta dérobée à l'oeil épouvanté. Puis un bruit se fit entendre dans le gouffre, à trois reprises, semblable à de grandes inspirations, mêlées de gémissements, et tout-à-

coup l'eau recommença à jaillir avec violence et
augmentation de température, charriant une matière ocreuse et sortant en telle abondance que
bientôt tous les bassins se débordèrent. Ces éton-
nants effets eurent lieu le même jour et à la même
heure que la catastrophe de Lisbonne! — —

Au même moment tarirent les sources de Louesche, de Naters, de Brieg et d'autres en Suisse,
tandis que celles de Schönau, chose remarquable,
n'éprouvèrent aucune altération. Qui plus est, sur
la côte d'Afrique, à Fez et à Mequinez, toutes les
sources disparurent également, celles de Tanger
cessèrent de couler pendant vingt-quatre heures,
et les villes même de Maroc et de Mequinez res-
sentirent ce choc terrible qui, secouant tout à la
fois les Antilles et l'Islande, parcourut l'immense
étendue de 1,400,000 lieues carrées [57]).

Ces effrayants phénomènes prouvent évidem-
ment, que le réservoir de cette source descend
et s'étend jusqu'aux énormes profondeurs lesquelles, par le développement de fluides gazeux et de
vapeurs aqueuses, pressant et rompant les parois
terrestres, et entraînant avec elles les masses minérales qui, chauffées par 1000° R., s'y trouvent
dans un état de liquéfaction [58]), forment sans aucun doute le laboratoire, le véritable foyer des
volcans et des tremblements de terre!

TOPOGRAPHIE DES SOURCES.

L'eau thermale de Teplitz sort de plusieurs sources dont les unes se trouvent dans la ville, les autres dans le village de Schönau.

Dans la ville :

1. La *Hauptquelle* ou *Männerbadquelle,* parce que çi-devant elle alimentait le Männerbad ou la piscine des hommes. Renfermée dans le Stadtbadehaus, elle provient d'un gouffre qui descend presque d'aplomb dans une masse de porphyre syénitique. C'est la plus abondante de nos sources, car elle fournit 804,35 pieds cubes d'eau par heure.

2. La *Weiberbadquelle* ou *Frauen- et Weiberbadquelle* parce que autrefois elle entretenait deux piscines, dont l'une se nommait Frauenbad, l'autre Weiberbad. Elle s'échappe encore de porphyre syénitique, tout près de la précédente au sud est, et donne 446,666 p. c. d'eau en une heure. Jointe à la première, elle alimente la totalité des bains du

Stadtbad, les bains privés ou séparés du Fürstenbad, le Gürtlerbad et les bains Juifs.

Le *Stadtbadehaus* ou, tout court, *Stadtbad*,
bâti en 1838—1839, est un des plus beaux établissements de ce genre qu'on voie en Europe. C'est
par un portail à huit colonnes d'ordre ionique, et
en face de la Badegasse, qu'on entre dans le vestibule, contigu à la demeure du maître – baigneur
(Bade-meister). De là un escalier suspendu conduit
aux bains mêmes, qui se trouvent au-dessous du
niveau de la rue. Vingt-six cabinets de bains, dont
un à vapeur, quatre à douches et autant à boue,
un cabinet d'attente, un autre pour ceux qui vien-
draient à se trouver mal, s'ouvrent dans un corridor complétement fermé, et présentant un carré
dans une longueur de 280 pieds. Ces cabinets, à
parois peintes ou marbrées, meublés avec élégance,
et quelques-uns chauffables, offrent tout ce qui
peut être nécessaire ou agréable au baignant. Les
bassins, qui se trouvent à double dans les bains
de boue, sont revêtus de poterie vernissée, disposée
en mosaïque, à l'exception de trois, nommés *Ge-
sellschafts-bäder* ou bains de société, qui sont car-
relés en marbre et assez spacieux pour contenir
à l'aise 3—4 personnes. De plus, chaque bassin
est pourvu de deux robinets, dont l'un fournit l'eau
thermale à sa température naturelle, et l'autre la

même eau refroidie. Le refroidissement s'opère dans un vaste réservoir en cuivre, offrant une surface de 2000 pieds carrés à l'air libre et renfermé dans l'emplacement quadrangulaire, qu'embrasse le corridor avec ses cabinets attenants. Cet établissement renferme aussi deux piscines ou bains communs, l'un pour les hommes, l'autre pour les femmes ; mais personne ne s'en sert que les pauvres et les paysans ; quant aux classes aisées, la manière de se baigner ensemble, jadis la seule usitée à Teplitz et pratiquée encore à Baden près de Vienne, à Louesche, à Bath, à Néris, à Plombières, à Luxeuil, cette manière de se baigner, nous le disons à regret, est maintenant hors d'usage à Teplitz. Le Stadtbad, comme l'indique son nom, appartient à la ville, qui l'a affermé.

Les *Judenbäder* ou *bains des Juifs*, au nombre de trois, font partie du bâtiment du Stadtbad.

Le *Fürstenbadchaus* (Fürstenbad) et le *Gürtlerbad*, de date plus ancienne, présentent néanmoins d'élégants bâtiments, dont le premier appartient au prince de Clary, le second à un particulier. Le Fürstenbad contient une piscine pour les femmes (Frauenzimmerbad), alimentée par sa propre source, et douze cabinets de bains isolés, dont chacun est pourvu d'un bassin à deux robinets. Un de ces bassins est sur le gravier et deux de ces cabinets

4 *

sont munis de douches. L'eau fraîche est fournie par la Gartenquelle. Il est affermé.

Le *Gürtlerbad* ne contient qu'un seul cabinet de bain, dont le bassin a également deux robinets.

3. La *Frauenzimmerbadquelle*, qui se trouve dans le Fürstenbad, prend son origine à l'est de la Weiberbadquelle, à la distance de quelques pas. Elle donne par heure 39,172 p. c. d'eau, d'où émanent d'abondantes bulles de gaz, et elle alimente la susdite piscine pour les femmes (Frauenzimmerbad), outre quelques bains privés du Herrenhaus.

4. La *Sandbadquelle*, qui se trouve aussi dans le Fürstenbad, sourd à l'est de la précédente, d'un sol couvert de plusieurs pieds de sable. Elle remplit un bassin en pierre (avant 1826 une piscine pour les hommes sous le nom du „*bain profond*") et coule de là dans le *Herrenhaus*, pour en pourvoir aux autres bains. Ce bel établissement renferme huit cabinets de bains et une douche. La Gartenquelle alimente le robinet à l'eau fraîche. C'est la propriété du prince de Clary, tenue en régie. Cette source n'a pas encore été jaugée.

5. La *Gartenquelle*. On comprend sous ce nom plusieurs petites sources, qui sourdent dans le Frauenbrunngarten. Les deux plus fortes sont recueillies dans des réservoirs en marbre, et l'une d'elles, la *Trinkquelle* est consacrée aux buveurs,

l'autre , l'*Augenquelle* employée empiriquement dans quelques maladies des yeux. Le reste de ces sources, désigné sous le nom de *Badequelle*, fournit avec l'écoulement des deux précédentes, l'eau fraîche nécessaire aux bains du Fürstenbad et du Herren-haus. Le produit de toutes ces sources est de 66,66 p. c. par heure.

On trouve à Schönau :

1. La *Steinbadquelle* avec le *Steinbad*. La plupart de ses ramifications se réunissent dans un grand bassin elliptique, au fond duquel est une couche épaisse de sable, d'où s'échappent sans cesse de nombreuses bulles de gaz, crèvant à la surface de l'eau et simulant une vraie ébullition. Une coupole à jour forme la voûte de ce bassin, placé dans le corps de logis, tandis que les ailes attenantes contiennent quatorze bains particuliers, dont la grande majorité, pourvue d'un robinet, est alimentée par le dit réservoir, mais dont le reste, à bassins reposant sur du gravier, attire immédiatement leur liquide du sein minéralisateur même. Encore deux piscines de l'arrière-bâtiment, l'une pour les hommes, l'autre pour les femmes, ne reçoivent d'autre eau que celle qui leur est amenée par leur terrain sablonneux. La quantité d'eau fournie par toutes ces sources, est évaluée à 609,0 p. c. pendant une heure.

2. La *Tempelbadquelle*. Les différentes sources, connues sous ce nom, se versent immédiatement dans les six bassins qui, avec un fond gravelleux, et renfermés chacun dans un cabinet, composent le *Tempelbad*, petite rotonde en pierre, située à huit toises au sud du Steinbad. Comme les précédentes, elles présentent une continuelle ascension de bulles gazeuses et fournissent 117,899 p. c. d'eau par heure. En outre, chacun des bassins reçoit une addition de la Steinbadquelle, de même que de la source, dite

3. La *Wiesenquelle*, encaissée en 1822 et surgissant au sud-ouest de la Steinbadquelle. Son produit est de 13,576 p. c. par heure.

4. La *Gemeinsandbadquelle* ou *source des Militaires*. Elle sourd à une vingtaine de pas et au nord-est de la Steinbadquelle. Elle donne, en une heure, 128,33 p. c. d'eau et alimente une piscine sur gravier, ornée depuis 1831 d'une salle bien tenue, et consacrée, à heures fixes, à l'usage des militaires autrichiens. On observe aussi dans ce bassin une effervescence continuelle, causée par le dégagement de fluides élastiques.

Tous ces établissements, appartenant à la ville sous le nom de *Steinbäder*, sont affermés.

5. La *Schlangenbadquelle*. Comme les autres sources de Schönau elle sort de porphyre syénitique,

à quatre-vingt-treize toises du Steinbad, à son est. L'élégant établissement du *Schlangenbad*, en face de la rue et dont la partie postérieure est baignée par un petit ruisseau, renferme treize cabinets de bains, dont deux de douches, un autre de boue, un troisième de vapeur. Chaque bassin est garni de deux robinets, communiquant à deux réservoirs souterrains, dont l'un contient l'eau à sa température naturelle, l'autre cette eau refroidie; cinq bassins, reposant sur du gravier, en reçoivent d'ailleurs quelques veines additionnelles. Les cabinets de bains se trouvent dans l'arrière-corps de logis, tandis que, sur le devant, on a disposé une double colonnade, aboutissant à droite à une salle de conversation, à gauche à une salle d'attente, et qui, surtout par un temps pluvieux, sert de promenoir aux buveurs d'eaux minérales. Cet établissement, bâti en 1839, appartient à la commune de Schönau. Il est affermé. La source donne 297,94 p. c. d'eau par heure.

6. La *Schwefelbadquelle*, depuis peu *Neubadquelle*, car, comme nous l'avons déjà observé, cette source n'est pas sulfureuse. Elle jaillit au nord-est du Schlangenbad et donne 203,218 p. c. d'eau par heure. Le nouvel établissement, nommé *Neubad* fut construit en 1838—1840, et se trouve à une trentaine de toises du jet de l'eau. Il

est composé d'un rez-de-chaussée, d'un premier étage, et d'un second entre deux terrasses qui, munies de balustrades de fer, offrent le beau coup d'oeil des environs. La distribution intérieure, en harmonie avec l'extérieur, rivalise en élégance avec celle du Stadtbad et du Schlangenbad. On entre, par un portail à trois portes vitrées, dans un vestibule spacieux, supporté par des colonnes doriques. Dans le corridor à gauche se trouvent la demeure du maître-baigneur, la salle d'attente, et six cabinets de bains, renfermant un bassin à deux robinets chacun. Le reste du rez-de-chaussée et les deux etages sont destinés à loger des baignants. Le bâtiment appartient au prince de Clary qui l'a affermé.

Nous remarquerons que les sources du Neubad, du Schlangenbad et du Steinbad ne sont probablement que des ramifications de la même source, vu que l'épuisement de l'une réagit sur l'autre.

PROPRIÉTÉS PHYSIQUES.

——

Les différentes sources que nous venons de passer en revue jouissent, à la chaleur près, des mêmes propriétés physiques : l'eau en est limpide ; exposée à l'air, même pendant long-temps, elle ne se trouble pas et il ne s'en dégage plus de bulles gazeuses , à l'exception de la Gartenquelle qui, pour quelque temps, continue à petiller légèrement ; recueillie dans un verre, elle est sans couleur, dans le bassin elle paraît verdâtre ; sa saveur est fade, mais pas désagréable ; l'odeur est nulle ; la pesanteur spécifique varie, selon la source, de 1,0006 à 1,001, l'eau distillée prise pour 1,000 ; la chaleur des diverses sources présente des différences marquées ; les voici dans leur gradation décroissante, déterminée à 331''' 8 d'état du baromètre et à 11^0 R. de température de l'atmosphère :

1. La Hauptquelle $39,5^0$ R [59]) (au débouché) ;
2. La Weiberbadquelle ⎱
3. La Frauenzimmerbadquelle⎰ $38,5^0$ R (*item*) ;
4. La Sandbadquelle 35^0 R (dans son bassin) ;
5. La Neubadquelle 35^0 — 33^0 R (aux débouchés des bains particuliers) ;
6. La Schlangenbadquelle 33^0—31^0 R (*item*) ;
7. La Steinbadquelle 31^0—30^0 R (dans le grand réservoir ; variable selon l'endroit) ;
8. La Tempelbadquelle 29^0—28^0 R (dans les bassins) ;
9. La Gemeinsandbadquelle 28^0 R (dans la piscine) ;
10. La Wiesenquelle 25^0 R (dans l'encadrement) ;
11. La Gartenquelle ⎧ La Trinkquelle $21,33^0$ R
⎨ La Badequelle 21^0 R (*item*).
⎩ L'Augenquelle $20,75^0$ R

Au contact de l'air l'eau de ces sources. éprouve bientôt diverses altérations. Dans les tuyaux conducteurs, réservoirs, bassins et canaux de fuite, il se forme une substance d'un brun – jaunâtre, composée de silice et de fer oxidé-oxidulé, qu'on voit quelquefois en gros flocons ou masses spongieuses, nager dans le grand réservoir du Steinbad. Ailleurs, les carbonates de chaux et de magnésie, et même de manganèse et de strontiane, entrant dans la composition, elle se forme en masses compactes,

dont la configuration s'adapte aux parois environ-
nantes, et prend une couleur grisâtre, tirant plus
ou moins sur le jaune d'une part et sur le brun
foncé de l'autre. C'est notamment dans les tuyaux d'écoulement du Stadtbad et le conduit de la
Schwefelbadquelle qu'on observe cette incrusta-
tion. Un troisième phénomène est l'efflorescence
d'un sol blanc-grisâtre qui se précipite sur les
parois des bassins et des cabinets, offrant de petites
aiguilles, des cristaux capillaires, ou des flocons
mous et laineux. On ne doit pas confondre ce sel
avec la matière glaireuse et organique (acide crénique oxidé) qui enduit également les dites parois
et les lubréfie. Enfin on remarque dans les réservoirs du Steinbad et du Stadtbad, de même que
dans les égouts de la Gartenquelle, diverses *os-
cillatoires thermales*.

Les expériences sur la thermalité de nos eaux,
leur bouillonnement ou refroidissement plus ou
moins lent, comparativement à celui de l'eau commune, instituées en 1822 par plusieurs médecins
et naturalistes, n'ont pas eu des résultats décisifs.
Cependant les nouvelles observations de Mr. Ficinus montrent du moins que l'eau puisée à la Hauptquelle se met quelques secondes plus tard en ébullition que l'eau commune, lorsque celle-ci n'a pas
bouilli auparavant, mais que cette ébullition s'ef-

fectue plus tard, lorsque l'eau commune a été sou-
mise à ce procédé : phénomène qu'il attribue à
l'air contenu dans l'eau commune en plus grande
quantité, et qui se dégage tout d'un coup ; tandis
que l'eau thermale est d'autant plus pauvre en
fluides élastiques qu'elle est plus élevée en température, et quelle ne les laisse échapper que
peu à peu, et difficilement.

PROPRIÉTÉS CHIMIQUES.

Les eaux thermales de Teplitz ont été analysées par plusieurs chimistes. MM. Rose, Pleischl et Wolf en ont examiné la boue minérale ; Mr. Tromms- dorf la matière ocreuse (Sinter), qui tapisse les parois des conduits et dont nous avons fait mention dans le chapitre précédent. Nous devons au défunt professeur Steinmann, de Prague, l'analyse de la Hauptquelle ; et à Mr. Berzelius celle de la Stein- badquelle. Mais les travaux les plus récents et les plus complets sont ceux de Mr. Ficinus de Dresde [60]). En voici le résultat :

Dix livres évaporées à siccité ont donné :

LA HAUPTQUELLE.

Sulfate de potasse	4,33900 gr.
Chlorure de potassium	1,04640 —
Chlorure de sodium	4,32960 —
Jodure de sodium	0,56800 —

Carbonate de soude . . . . 26,84000 gr.
Carbonate de lithine . . . . . . 0,18235 —
Carbonate de manganèse . . . . 0,80000 —
Carbonate de magnésie . . . . . 0,53500 —
Carbonate de chaux . . . . . . 3,25300 —
Carbonate de strontiane . . . . 0,19200 —
Carbonate de protoxide de fer . . 0,37200 —
Phosphate basique d'alumine . . . 0,22000 —
Silice . . . . 3,12000 —
Fluorure de sodium et de silicium . 1,30000 —
Phosphate de soude (perte) . . . 0,00265 —
Acide crénique (matière extractive) . 0,90000 —

48,40000 gr.

De plus, on en a tiré à l'aide de l'ébullition 8,924 pouces cubes d'air, composé

de 3,9660 d'acide carbonique $=$ 2,3075 gr.
et 4,9580 d'azote . . . $=$ 1,9018 —

Cette portion d'acide carbonique qui s'échappe par la coction, sert probablement à élever la soude carbonique à l'état de bicarbonate. D'ailleurs, il est remarquable qu'une eau à 39,5° R de température, puisse encore contenir de l'air et même de l'acide carbonique.

Une autre chose, digne d'être notée, c'est que le résidu de 48,4 gr., laissé par 10 livres, n'était pas constant : d'autrefois, il n'était que de 46,9 gr. ou i montait à 50,1 gr. et 60 gr.

LA WEIBERBADQUELLE.

Presque identique avec la précédente.

LA FRAUENZIMMERBADQUELLE.

Sulfate de potasse		
Chlorure de natrium	. . . . .	12,1700 gr.
Iodure de natrium		
Carbonate de soude mêlé de lithine	.	27,5700 —
Carbonate de manganèse	. . . .	0,4500 —
Carbonate de fer oxidulé	. . . .	0,3000 —
Carbonate de chaux mêlé de strontiane		2,7000 —
Carbonate de magnésie	. . . . .	1,4000 —
Alumine	. . . .	0,1600 —
Phosphate de sodium	. . . . .	1,5400 —
Fluorure de sodium et de silicium	.	1,3000 —
Silice	. . . .	2,7000 —
Perte	. . . .	0,4100 —
		50,7000 gr.

Par l'ébullition on en a retiré 7,265 p. c. de gaz, constitué de 4,945 d'acide carbonique $=$ 8,9760 gr.

    — 0,115 d'oxigène . . $=$ 0,0510 —

    — 2,205 d'azote . . . $=$ 0,8480 —

tandis que les bulles dégagées dans le bassin ont fourni sur 1000 parties

        151 à 160 d'oxigène

        849 à 840 d'azote.

LA SANDBADQUELLE.

Sulfate de kali	. . . .	5,70 gr.
Sulfate de soude	. . . .	0,65 —
Chlorure et iodure de sodium	. . .	2,86 —
Phosphate de soude	. . . .	0,18 —
Carbornate de fer, de manganèse, de magnésie	4,82 —

Carbonate de soude, mêlé de lithine . 30,47 gr.
Carbonate de chaux et de strontiane . 3,24 —
Fluorure de sodium et de silicium . . 0,28 —
Silice . . . . 3,80 —
Acide crénique . . . . 1,25 —

53,25 gr.

Quant aux gaz contenus, le dégagement spontané a donné sur 1000 parties

4 d'oxigène
4 d'acide carbonique
992 d'azote

et la coction sur 10 livres 6,6 p. c. composés
de 3,742 d'acide carbonique
— 2,726 d'azote
— 0,132 d'oxigène.

LA GARTENQUELLE.

Sulfate de potasse . . . . 4,1900 gr.
Sulfate de soude . . . . 1,0180 —
Chlorure de sodium . . . . . . 4,8730 —
Jodure de sodium . . . . 0,2370 —
Carbonate de soude . . . . . . 18,3756 —
Carbonate de lithine . . . . . . 0,2024 —
Carbonate de manganèse . . . . . 0,7000 —
Carbonate de protoxide de fer . . . traces —
Phosphate d'alumine . . . . . . 0,2170 —
Carbonate de magnésie . . . . . 1,1900 —
Carbonate de chaux . . . . . . 8,2000 —
Carbonate de strontiane . . . . . 0,2500 —
Phosphate de soude . . . . . . 0,2070 —

Silice avec traces d'acide fluorique . 6,5500 gr.
Acide crénique . . . . 0,8000 —

47,0000 gr.

En outre, l'ébullition en a tiré, 10,57 p. c. d'un air formé :

    par 5,95 d'acide carbonique = 3,5800 gr.
    et 4,62 d'azote . . . = 1,7770 —

LA STEINBADQUELLE.

Sulfate de soude . . . . , . 5,310 gr.
Sulfate de potasse . . . . 0,900 —
Chlorure de sodium . . . . 3,688 —
Iodure de sodium . , ... 0,212 —
Carbonate de soude . . . . 26,698 —
Carbonate de fer oxidé-oxidulé . . . 0,450 —
Carbonate de lithine . . . . . . traces —
Carbonate de manganèse . . . . . 1,200 —
Carbonate de chaux . . . . . . 2,555 —
Carbonate de strontiane . . . . . 0,315 —
Carbonate de magnésie . . . . . . 0,100 —
Silice avec acide fluorique . . . . 3,900 —
Matière extractive . . . . 1,000 —
Alumine et phosphate d'alumine . . . 0,272 —

46,750 gr.

Le gaz fourni par la coction = 8,26 p. c. était composé

    de 6,525 d'acide carbonique = 3,9260 gr.
    — 0,165 d'oxigène . . = 0,0717 —
    — 1,570 d'azote . . . = 0,6035 —

celui, fourni par les bulles d'air du réservoir :

**

de   8 d'acide carbonique
—   80 d'oxigène
—   912 d'azote
____

1000

ou dans un autre lieu du réservoir :
de   80 d'acide carbonique
—   920 d'azote
____

1000

ce qui prouve la jonction de sources différentes.

L'analyse de Mr. Berzelius a fourni presque les mêmes resultats.

LA WIESENQUELLE.

Elle contient les mêmes principes, cependant moins de sulfates et plus de chaux et de sels phosphoriques.

LA SOURCE DES MILITAIRES.

Sulfate de potasse et de soude . . .	6,240 gr.
Iodure et chlorure de soude	2,910 —
Carbonate de soude avec lithine . . .	25,625 —
Carbonate de protoxide de manganèse .	3,810 —
Carbonate de chaux avec strontiane . .	1,340 —
Carbonate de magnésie	1,535 —
Silice avec traces d'acide fluorique . .	3,800 —
Traces de phosphate de soude, d'alumine, de protoxide de fer et d'acide crénique	0,740 —

46,000 gr.

La coction a donné :

   d'acide carbonique 2,64 p. c. $=$ 1,588 gr.
   d'azote . . . 3,313   — $=$ 1,164 —
   d'oxigène. . . 0,646   — $=$ 0,280 —
                6,6   p. c.

Les bulles du bassin :

      d'acide carbonique 563
      d'azote   . . . 437
               1000

LA SCHLANGENBADQUELLE.

Sulfate de kali . . . . 7,900 gr.
Chlorure de natrium . . . . . . 4,920 —
Iodure de natrium . . . . 0,430 —
Carbonate de soude avec traces de lithine 19,050 —
Carbonate de protoxide de fer . . . 0,140 —
Carbonate de protoxide de manganèse . 0,820 —
Carbonate de chaux . . . . . . 2,920 —
Carbonate de strontiane . . . . . 0,220 —
Carbonate de magnésie . . . . . . 0,800 —
Silice avec 0,27 de natrium-silicon-fluoride 4,910 —
Traces d'alumine, de hydrogène sulfuré
   et de sels phosphoriques . . . . 0,890 —
Acide crénique . . . . , 0,900 —
                       43,900 gr

Par la coction on a gagné :

   d'acide carbonique 7,92 p. c. $=$ 2,766 gr.
   d'oxigène   . . 0,68   — $=$ 0,295 —
   d'azote   . . . 2,48   — $=$ 0,954 —
             11,33 p. c.

par les bulles recueillies dans les bassins à gravier:

d'oxigène 157,9
d'azote 842,1

1000

LA NEUBADQUELLE (SCHWEFELBADQUELLE).

Sulfate de potasse et de soude . . . 5,920 gr.
Chlorure de sodium . . . . 2,020 —
Jodure de sodium . . . . 1,170 —
Carbonate de soude . . . . . . 24,750 —
Carbonate de lithine . . . . traces
Carbonate de manganèse . . . . . 0,310 —
Carbonate de chaux . . . . . . 1,964 —
Carbonate de strontiane . . . . . 0,616 —
Carbonate de magnésie . . . . . . 2,000 —
Silice avec acide fluorique . . . . . 4,250 —
Traces de sels phosphoriques avec pro-
toxide de fer, alumine, acide crénique 0,400 —

43,400 gr.

La coction a fourni :
d'acide carbonique 1,55 p. c. $=$ 0,9266 gr.
d'oxigène . . 0,61 — $=$ 0,2651 —
d'azote . . . 2,31 — $=$ 0,8880 —

4,46 p. c,

MODE D'AGIR EN GÉNÉRAL.

En comparant l'analyse chimique de ces eaux avec leur grande efficacité, on est d'abord frappé de ce que cette petite quantité de principes minéralisateurs puisse produire des effets, qui les ont mis en première ligne parmi les thermes, non-seulement de l'Allemagne, mais de l'Europe. En effet, Teplitz est une nouvelle preuve du peu d'accord qui existe entre l'action des eaux minérales et leurs principes constituants. La chimie, il faut en convenir, a fait d'immenses progrès, surtout depuis une vingtaine d'années; cependant loin d'être infaillible, ces mêmes progrès nous prouvent qu'elle est encore loin de sa perfection; telle analyse, qui aujourd'hui nous paraît la plus complète, ne l'est plus demain; et des substances, qui jusques-là avaient échappé aux recherches chimiques les plus rigoureuses, sont saisies et appréciées par un procédé nouveau et ingénieux. Mr. Berzelius ne trouva-t-il pas en 1822 dans les eaux de Carlsbad plusieurs principes que n'avaient pas reconnus les habiles analystes, ses devanciers? Et néanmoins d'autres chimistes y ont signalé récemment l'iode et le brome, que n'y avait pas trouvés Mr. Berzelius[61]). De même, Mr. Chevalier a découvert, en 1836, dans les eaux de Vichy de l'acide hydrosulfurique qui avait échappé aux recherches de Mr. Berthier et de Mr. Longchamp.

Mais, si même la chimie était parvenue au dernier degré de précision, elle serait encore impuissante pour expliquer l'action thérapeutique des eaux minérales; car, comme l'a très-bien remarqué Mr. Patissier, „ce ne sont pas quelques grains de plus ou de moins de sels minéralisateurs, qui déterminent l'effet salutaire des eaux; cet effet dépend plutôt de la manière dont ces sels sont combinés, de la chaleur naturelle des eaux et du principe en quelque sorte vital, qui semble les animer et qui jusqu' à présent a été insaisissable." Et comme le disait Chaptal: „les chimistes ne peuvent qu' analyser le cadavre des eaux."

Pour ceux que ces raisons ne convaincraient pas, nous posons simplement la question: qu' est ce qui a donné à Pfeffers sa haute renommée médicale? ou, qu' est-ce qui imprime aux eaux de

Gastein cette vertu nervine, préconisée depuis des siècles, mais qui récemment a jeté sur elles encore plus d'éclat? Cependant ces eaux sont les moins minéralisées de toutes les sources de l'Allemagne. Et pour citer un fait majeur: la source Mainvielle des Eaux-Chaudes en France est si énergique, et irrite tellement la membrane muqueuse gastro-intestinale, que le médecin inspecteur de l'établissement à dû la faire fermer; toutefois, vu la quantité de ses parties constituantes, elle en offre la plus petite proportion imaginable, le plus actif d'entre eux, le sulfure de sodium, n'étant que le 0,0007 de grain sur un litre[62]).

Un autre corollaire qui en découle, c'est que, pour apprécier les effets des eaux minérales, il ne suffit pas d'étudier la manière d'agir de chacune des substances contenues, et d'en déduire l'action générale du composé; il faut les considérer telles que la nature les fait sortir de son sein, dans l'union la plus intime; ainsi combinés, les ingrédiens d'une source réagissant l'un sur l'autre et se modifiant réciproquemment, doivent nécessairement produire des effets plus ou moins différents de ceux que chacun d'eux, dans son état distinct et isolé, exerce sur l'économie animale; et si la chimie, en raison de tel ou tel principe prédominant, nous enseigne à classer les eaux, à les rédiger en système, à effleurer, pour ainsi dire, leurs effets les plus saillants, c'est à l'expérience seule, à la multiplicité des faits, de prononcer en dernier ressort sur leur action thérapeutique.

Par conséquent, sans nous engager dans de longues discussions, pour démontrer *à priori,* comme dans nos eaux *salines-alcalines* l'effet fondant, résolutif des *sels neutres,* celui particulièrement du *carbonate de soude,* que la *chaleur* rend plus pénétrant, est tempéré d'autre part par la vertu tonique du *fer,* nous procéderons immédiatement à leur action pharmacodynamique, telle qu'elle s'exerce sur l'organisme humain. Mais, comme le calorique est un des agents les plus puissants qui modifie les effets des eaux thermales, et que les thermes de Teplitz embrassent des températures très-différentes, celles de $21^0 — 38^0$ R, on conçoit aisément que, malgré leur analogie chimique il ne nous est guère possible, de les envisager sous le même point de vue.

Pour déterminer au juste les effets des bains, on les a distingués en *chauds, tièdes, frais* et *froids,* sans cependant y attacher des notions justes et corréspondantes. Mr. Diel, médecin à Ems, a fixé $28^0 — 30^0$ R, c'est-à-dire l'équivalent de la chaleur animale, pour le bain *chaud* qui, à ce

degré, sans exciter, ranime doucement les fonctions vitales ; la température au-dessous constitue, selon lui, le bain *tiède* ou *calmant* ; celle
au-dessus, le bain *très-chaud*, plus ou moins
excitant : lois auxquelles, à la vérité, il existe
de nombreuses exceptions, suivant l'âge, le sexe
la constitution, l'état pathologique, l'idiosyncrasie du baigneur et les circonstances externes[63]),
mais qui néanmoins présentent un point d'appui
dans le traitement du malade. Tout en appli-
quant cette classification aux thermes de Teplitz,
voici leur action sur les divers systèmes de notre organisme :

I. Sous forme de *bains.*

1. Les bains *très-chauds* ($36^0 — 31^0$ R) produisent d'abord une excitation générale qui, spécialement dans le système irritable, se manifeste
par la coloration[64]) et le boursoufflement de la
peau, par une respiration gênée, précipitée, un
pouls accéléré et développé, et une contraction du
coeur plus vigoureuse.

Ils donnent plus d'activité au système lymphatique, provoquent des envies d'uriner, et fi-
nissent par amener, au bout de cinq ou dix minutes, une transpiration universelle, abondante,
phénomène principal de l'effet secondaire, et par
lequel l'organisme cherche à rétablir sa tempé-

rature normale[65]). Cet accroissement de fluidisation est accompagné d'un fort relâchement dans les tissus musculaire et fibreux, d'un ramollissement dans toutes les formations solides.

On conçoit que ces effets sont fort nuancés d'après le plus ou moins de chaleur du bain : au plus haut degré, se manifestent l'oppression de la poitrine et des angoisses, la palpitation du coenr, des vertiges, des éblouissements et des étourdissements, la syncope, l'apoplexie.

L'usage de ces bains, continué pendant quelques jours, cause souvent de l'insomnie et de la constipation, une grande tendance à la sueur et de l'amaigrissement ; il rend plus impressionable au froid et à l'humidité de l'air, non cependant à l'instar des bains chauds d'eau commune, parce que les ingrédients de nos thermes, stimulant l'organe dermoïde et en augmentant la vitalité, en facilitent la réaction contre les influences atmosphériques ; il ne tarde pas à aggraver les douleurs rhumatismales, goutteuses et celles à la suite des lésions mécaniques, souvent même il les rappelle après avoir depuis long-temps disparu ; de plus, il occasionne un abattement et une langueur particulières, qui se manifestent au bout d'une huitaine de jour et après quelque durée se dissipent graduellement ainsi que les douleurs ; enfin il fait pousser des ébullitions, tantôt sous forme de petits boutons d'un blanc jaune ou rougeâtre, accompagnés de démangeaison et qui, lorsqu' on les égratigne, rendent un peu de liquide, ou bien se dessèchent et tombent par desquammation, tantôt, quoique plus rarement, présentant des plaques rouges, irrégulières, et se compliquant parfois avec une véritable fièvre [66]).

Si l'on continue à se baigner par un temps plus long, l'abattement et la lassitude augmentent, une grande irritabilité et morosité s'y associent, l'appétit se perd, la langue se couvre d'un enduit muqueux blanchâtre, le malade éprouve des nausées et des rapports nidoreux; il se baigne avec répugnance, des douleurs vagues affectent ses membres : en définitive, la fièvre s'allume et une gastro-entérite se déclare; c'est ce que les Allemands nomment *das Ueberbaden*. Cet état peut survenir après 18—20 bains, tout comme il peut ne pas survenir après 40—60 bains.

Dans tous les cas où il s'agira de stimuler le système circulatoire (sanguin et lymphatique); de réveiller l'innervation assoupie; d'activer les fonctions cutanées; d'opérer par l'impulsion de la transpiration et de l'uropoëse une dépuration des humeurs; de rappeler au dehors un principe morbide, fixé sur les viscères; de relâcher les tendons

5 *

et fibro-cartilages ; de réduire, de fluidiser les productions abnormes ; dans tous ces cas, il sera essentiel, à moins de contre-indications, de demander la guérison aux bains très-chauds.

2. Les bains *chauds* (30^0 — 28^0 R) raniment l'organisme, lui causent un sentiment de bien-être, excitent peu ou non le système circulatoire, mais favorisent plutôt une répartition uniforme de la sensibilité et du sang, et les fonctions du système locomoteur s'accomplissent avec plus d'agilité.

Ils portent moins à la sueur, mais d'autant plus à la résorption, tant cutanée qu'interne, résolvent par là les engorgements des glandes et organes parenchymateux, et corrigent l'acidité des humeurs en vertu de leur constitution alcaline ; enfin, à l'effet diurétique se joint l'action en quelque sorte spécifique sur les organes génitaux, nommément le système uterin. Les symptômes mentionnés ci-dessus d'un emploi prolongé éclatent moins fréquemment et après un laps de temps plus long.

Lorsque dans les premiers cas il suffit de réveiller doucement l'action vitale, ou lorsque le bain très-chaud est indiqué, mais qu'on doit craindre les accidents fâcheux d'une température plus élevée ou éviter la débilité qui, par la loi physiologique, suit toute surexcitation, on s'en tiendra aux bains portés à la chaleur du sang.

3. Les bains *tièdes* ou *tempérés* (27° — 23° R) diminuent l'éréthisme nerveux et invitent au sommeil ; ils retardent la respiration, ralentissent le pouls et le reserrent ; le corps diminue de volume et se couvre de pâleur ; l'activité de la transpiration cutanée est moins prononcée encore et, par opposition, celle de l'appareil destiné à la résorption augmente en proportion ; ils déterminent un flux des urines plus copieux, et les rendent souvent sédimenteuses. Enfin ils relâchent comme les précédents et disposent aux fonctions génitales. Les effets de l'usage prolongé se manifestant plus tard encore, si toutefois ils paraissent.

Veut-on dissiper les désordres du système nerveux, occasionnés par un excès de sensibilité, effectuer un relâchement sans produire des congestions, et desire-t-on surtout agir sur l'économie animale par les principes minéralisateurs [67]), c'est au bain tempéré qu'on doit avoir recours.

On ne saurait nier que plusieurs de ces effets, produits par nos eaux, ne s'obtiennent aussi par les bains d'eau commune, mais il n'en est pas moins vrai que, soit par les parties constituantes des eaux, par leur combinaison particulière, par le fluide électrique, peut-être par le calorique spécial, ou enfin par des principes fugaces qui échappent à l'analyse, il n'en est

pas moins vrai, disons-nous, que l'action thérapeutique de l'eau commune n'est jamais marquée
au coin d'une telle efficacité. Nous n'en appelons
ici qu' à l'expérience : combien de malades, après
avoir sans succès essayé une variété de bains arti-
ficiels et épuisé les ressources de la pharmacie,
retrouvent leur santé dans ces eaux thermales !

II. Prises en *boisson*, les eaux de Teplitz ont
généralement des effets analogues, cependant leur
action porte d'avantage sur le système digestif que
sur l'habitude extérieure ; elles favorisent les secrétions des membranes muqueuses quelle que soit
la partie de cet appareil, en remontent le ton et
corrigent les qualités viciées du mucus secrété. Mais
c'est surtout le système lymphatique qui témoigne
son surcroît d'action par un travail de résorption
beaucoup plus énergique ; le foie et le pancréas
fonctionnent avec plus d'activité, et les urines,
souvent bourbeuses, coulent avec abondance.

Les sources chaudes, plus diffusibles et péné-
trantes en raison de leur chaleur, agissent davantage sur la circulation et la transpiration, tandis que les sources fraîches, par leur prédomi-
nance en acide carbonique, affectent de préférence
le système digestif. On choisira cette médication,
pour relever la vitalité des membranes muqueuses, pour neutraliser l'acidité de leurs secrétions,

et pour opérer la résolution de diverses tumeurs d'une manière lente et douce, et sans exercer un effet laxatif marqué, condition importante dans les individus affaiblis et sensibles, ainsi que dans les engorgements très-avancés, où l'on doit redouter l'irritation que produisent les eaux résolvantes plus fortes.

Telle est l'action de ces différentes sources, égale, selon nous, dans l'essentiel, mais modifiée par leur degré de température. Remarquons cependant que d'autres médecins, en opposition, leur attribuent à chacune des effets spécifiques. Ainsi p. e. la goutte ainsi dite nerveuse est réléguée par eux à la Schlangenbadquelle, les maladies cutanées à la Schwefelbadquelle etc.

Mettant en parallèle les thermes de Teplitz avec ceux des autres pays, les premiers, administrés sous forme de bains, présentent d'abord une analogie marquante avec les eaux de *Gastein* dans le pays de Salzbourg: les unes et les autres ont une action éminemment incitante sur l'organisme et particulièrement sur le genre nerveux. Mais elles diffèrent en ce que celles de Gastein, comme l'a remarqué Mr. Osann avec beaucoup de sagacité, agissent d'une manière plus spiritueuse, tandis que celles de Teplitz, par le surpoids de leurs principes minéralisateurs, agissent plus matériellement, fondant les solides et neutralisant les liquides. Les maladies purement dynamiques, p. e. les paralysies sans cause matérielle appréciable, réclameront donc les eaux de Gastein; par contre, dans les cas où il y a simultanément altération du sang et des formes, les eaux de Teplitz jouissent d'une prérogative incontestable.

Employées comme boisson, elles partagent l'effet résolutif de celles d'*Ems;* celles-ci, néanmoins, semblables par la qualité des substances contenues, sont supérieures quant à la quantité: mais cette même richesse minérale leur ôte, d'autre part, le caractère analeptique. Parmi les eaux minérales de la France, Mr. Osann leur compare celles de *Néris* et de St. *Nectaire.* Néris en effet offre des propriétés analogues, tandis que celles de St. Nectaire, par leur composition chimique ainsi que par leur action thérapeutique, ont bien plus de ressemblance avec celles de Vichy. Mais le plus grand rapport chimique et thérapeutique existe, à notre avis, entre *Plombières* et Teplitz. En Angleterre, ces thermes, à notre connaissance, n'ont aucun représentant.

MODE D'AGIR EN SPÉCIAL.

Après ce coup d'oeil général, jeté sur l'action de nos eaux, on s'expliquera en partie leur efficacité dans les maladies suivantes :

I. Sous forme de bains, partie essentielle du traitement suivi à Teplitz.

1. *Goutte.* Si cet état pathologique est dû, selon l'opinion des médecins les plus distingués, à la formation de l'acide urique ou autre dans la masse du sang, lequel acide, ne pouvant plus s'échapper par les voies naturelles d'excrétion, reserrées ou devenues insuffisantes, est transporté sur les tissus fibreux articulaires : on conçoit comment les eaux de Teplitz, en neutralisant d'une part ce principe acide et, de l'autre, en l'éliminant par la sueur et d'abondantes urines, puissent être avantageuses dans les affections de ce genre.

En effet, leur réputation dans cette maladie repose sur de si nombreux succès, que près du tiers

des malades qui fréquentent nos thermes, sont
affectés de la goutte.

Cependant, pour ne pas exposer cette réputation par des traitements longs et infructueux, loin
de les préconiser indistinctement, nous tâcherons
de préciser les cas dans lesquels ces eaux conviennent le mieux.

Elles guérissent moins la goutte régulière,
héréditaire, ou celle qui a jeté de profondes ra-
cines dans l'économie animale; mais elles en miti-
gent les accès, les éloignent, et les rendent plus
réguliers.

C'est moins encore la goutte compliquée de
grands embarras des voies digestives ou d'engorgements des viscères du bas-ventre : complications
qui exigent de les faire précéder de celles de
Carlsbad, Marienbad, Kissingen, selon l'indication, ou dans des cas moins graves de leur associer
la boisson simultanée de diverses eaux résolvantes,
transportées en cruches.

Au contraire, elles réussissent très-bien dans
la goutte atonique (goutte imparfaite, masquée)
où les accès aigus tardent à se former, à raison
d'une débilité vitale, tandis que les maux les plus
variés viennent tourmenter le malade : douleurs
vagues, migraine, tumeurs indolentes des articulations, ulcères, exanthèmes chroniques, fluxions

muqueuses (diarrhée, fleurs blanches, blennorrhée de vessie et des poumons), névroses (tic douloureux, asthme, vomissement chronique, cardialgie, colique), diverses affections des organes urinaires et génitaux (émission difficile ou douloureuse de l'urine, colique néphrétique[68]), engorgements de la matrice, etc).

Dans ces cas, ou elles réveillent l'énergie vitale et par là favorisent la déposition de l'acide urique sur les articulations, avec soulagement instantané; ou bien elles en opèrent l'élimination lente et successive, en augmentant la secrétion des reins et celle de la peau.

De même elles réussissent, si les accès réguliers, à la vérité, étaient préexistants, mais à la suite d'une débilité secondaire ils ont acquis une tendance à se déplacer, soit pour passer d'une articulation à l'autre, soit pour envahir un autre système ou tissu quelconque (goutte métastatique, remontée).

Nos eaux tout en excitant les réactions de l'intérieur à la périphérie, arrêtent autant que possible ce travail pathologique, comme dépôts tophacés sur les os du crâne, ossifications dans le cœur et les gros vaisseaux, et tous les accidents que nous venons d'énumérer.

Mais c'est surtout dans les affections locales

ou organiques, suite de la goutte aiguë ou chronique, qu'on leur a trouvé la plus grande efficacité, telles que l'oedème et le gonflement des articulations, la contraction, la raideur des muscles et les ankyloses. Les nodosités même éprouvent souvent leurs effets fondants. Dans ce cas les douches, les bains de vapeur et ceux de boue secondent puissamment l'action des bains ordinaires.

Parallèle entre les eaux de Teplitz et celles de Carlsbad et de Marienbad.

a. Les eaux de Marienbad et de Carlsbad sont préférables dans la goutte régulière, et sur des sujets forts et robustes — celles de Teplitz dans la grande débilité vitale, où l'organisme ne saurait suffire à l'effet laxatif des unes, ni fixer ou retenir sur les articulations les réactions fortes, déterminées par les autres. Teplitz dans ces cas, en agissant d'une manière moins tumultueuse, ou bien, en effectuant les crises par la seule sueur et par l'augmentation des urines, expose moins par cette raison même aux chances d'une métastase funeste.

b. Marienbad et Carlsbad sont d'une impérieuse nécessité dans la goutte compliquée d'obstructions abdominales — Teplitz dans les affections organiques à la suite de l'arthritisme : les ankyloses, contractions de membres, concrétions tophacées etc.

On s'est fait une loi d'opposer à cette maladie la plus haute température. Cette loi présente des exceptions : Les individus sensibles, les cas accompagnés d'un état nerveux, exigent une médication moins énergique et se trouvent parfois mieux des eaux chaudes et tempérées de Schönau[69]). Les accès de goutte aiguë qui n'offrent du tout une contre-indication absolue, sont encore dans ce cas.

2. *Rhumatisme chronique.* On ne saurait douter du rôle important que la peau joue dans le rhumatisme, en dérangeant la transpiration et la faculté conductrice de l'électricité : non plus que de l'action éminente que nos eaux exercent sur l'appareil tégumentaire.

Les rhumatismes légers se guérissent promptement par leur usage, mais les cas les plus désespérés de prosopalgie, de lumbago, de sciatique, de tumeurs blanches des articulations, d'ankyloses, de raideur musculaire, et jusqu'à la paralysie y trouvent encore leur guérison, pourvu qu'ils n'aient pas produit un amaigrissement général et une fièvre hectique.

Cependant, lors qu'il y a déjà dérangement des fonctions digestives, il faut, avant de commencer la cure, faire disparaître ces symptômes par une médication convenable.

D'abord, au bout de quelques jours, elles ravivent la maladie, comme en général toute sorte de douleurs; mais comme nous venons de le remarquer, bientôt celles-ci commencent à diminuer pour s'effacer enfin complétement. Cette aggravation préliminaire est en général si peu alarmante, et tellement de bon augure qu'elle a passé en dicton populaire; et le pronostic devient douteux, lorsqu'une cure même de quatre et cinq semaines n'a pas apporté d'exaspération ou de soulagement apercevable.

Le rhumatisme chronique nécessite l'administration des bains très- chauds: si cependant il se complique d'inflammation ou d'éréthisme nerveux, on s'en tiendra plutôt aux bains tièdes. Dans les cas les plus rebelles on aura recours aux bains de boue, à ceux de vapeur et aux douches, même froides et administrées avec l'intention d'opérer une perturbation plus forte, dans des bains très-chauds.

3. *Paralysies.* C'est à Teplitz qu'on voit les perclus se redresser et en nous laissant leurs béquilles, retourner gaiment dans leurs foyers. Mais le bruit d'une cure éclatante attire souvent des paralysés dont le mal n'offre aucune chance de guérison.

D'abord nous ne parlerons point de paralysies produites par une lésion organique du cerveau, de la moelle épinière et des cordons nerveux : hyperthrophie, atrophie, induration, ramollissement, diverses excrescences charnues ou albumineuses, tubercules, hydatides, ossifications, ces maux étant au-dessus des ressources de l'art [70]).

Cependant la paralysie causée par un épanchement sanguin ou séreux n'est pas hors de la portée de ces eaux, pourvu qu'elle ne soit pas la suite d'attaques réitérés et qu'elle ne compte pas plusieurs années. Mais on ne devrait y recourir que huit ou dix semaines après l'attaque d'apoplexie, pour ne pas interrompre la nature dans son travail de résorption du caillot, et ne pas ramener les troubles de circulation à peine apaisés. Et encore doit-on être très-circonspect dans l'administration des bains. A coup sûr, c'est un des points les plus épineux de notre pratique thermale : veut-on ne donner que des demi-bains, à une température peu élevée, la guérison peut manquer ; par contre, emploie-t-on les bains excitants, on risque, vu la prédisposition, de rappeler l'accès apoplectique. Voici toutefois ce que dictent la prudence et l'expérience : Il ne faut pas passer à une température plus élevée qu'en la graduant soigneusement ; et il convient pendant le bain de mettre sur la tête une vessie remplie de glace. L'état du pouls doit être attentivement surveillé, et s'il y a embarras au cerveau, la saignée locale et générale peuvent devenir nécessaires. Encore il faut prescrire un régime rigoureux ainsi que maintenir la régularité des évacuations alvines. Ces deux précautions font une partie essentielle du traitement : et nous ne pouvons à cet égard adopter l'avis d'auteurs très-estimables, qui ont établi que dans ces paralysies le régime devrait être nourrissant et restaurant. Quant à la douche, moyen très-efficace dans cette maladie, elle ne doit jamais frapper la tête, mais la partie atteinte de paralysie, pour ne pas donner au cerveau un ébranlement dangereux.

On rencontre d'autres paralysies, indépendantes de toute lésion matérielle, ou qui à elles seules constituent une lésion spéciale. Elles sont dues soit à l'épuisement de l'innervation, comme les paralysies qui succèdent aux convulsions, aux névralgies, soit à une suspension instantanée de ses fonctions, comme les paralysies déterminées par l'apoplexie nerveuse, les fortes émotions morales etc.

Les eaux de Teplitz ne conviennent pas dans la paralysie par épuisement ; l'apoplexie nerveuse s'y montrera également réfractaire; et ce n'est que dans la paralysie produite par des impressions morales qu'on peut espérer de réveiller l'action nerveuse assoupie.

Enfin, il existe des paralysies qui tiennent le milieu entre les deux précédentes, et qui sont dues à la transpiration supprimée par un saisissement subit du froid, à la guérison intempestive d'un ulcère, de fleurs blanches, aux émanations métalliques, à un principe goutteux, dartreux, psorique, encombrant l'innervation. De pareils cas sont éminemment du ressort des eaux thermales de Teplitz et leur efficacité se montre souvent telle qu'il faut en avoir été témoin pour ne pas nous accuser d'exagération.

Toutefois la maladie ne doit pas être trop invétérée, et il n'est pas rare qu'il faut recourir à une seconde cure et même à une troisième, mais en y mettant l'intervalle de deux ou de quatre semaines. Tout l'appareil de la médication thermale doit être mis en réquisition: les bains ordinaires de la plus haute température, les douches chaudes (appliquées au membre paralysé ou à la colonne vertébrale) les bains de boue, les bains et les douches de vapeur. Souvent aussi pour opérer une plus grande réaction, on mettra en jeu des températures opposées: par ex. on administrera des douches plus ou moins froides dans les étuves, des douches chaudes et froides alternativement, etc.

Le siége de paralysies influe moins sur le pronostic que l'état pathologique auquel elles tiennent. Cependant l'hémiplégie est d'un présage moins douteux que la paraplégie. Quant aux paralysies de la face, le siége en est d'une haute importance sinon en soi-même, du moins sous le rapport de l'état pathologique qu'il nous revèle. Les paralysies du nerf acoustique (surdité), du nerf optique (amaurose), du nerf oculo-moteur (oeil fixé en dehors et chute de la paupière supérieure avec impossibilité de la lever), du nerf abducteur (déviation de l'oeil en dedans et en haut), des nerfs glossopharyngien et hypoglossique (langue tortue, abolition du goût), sont en général plus graves que celle du nerf facial, parce que, ces nerfs étant moins exposés aux influences externes à cause de leur site profond, elles doivent plus souvent être liées à une maladie des parties au travers desquelles ils passent, presque toujours hors de la portée de l'art, comme carie des os, compression des nerfs par une tumeur etc, ou à une lésion organique résidant dans le centre nerveux même. La paralysie par contre, qui frappe le seul nerf facial (distorsion de la bouche et impossibilité de fermer l'oeil par le muscle orbiculaire), lorsqu'elle existe *sans dimi-*

nution de sensibilité de ces parties, peut être toujours sans danger, puisqu'elle tient dans la règle
à une affection locale plus accessible à l'art p. ex.
tumeur de la glande parotide, et le plus souvent
à une affection rhumatique produite par le froid,
spécialement par l'exposition à un courant d'air
froid. Mais le pronostic devient très – fâcheux,
lorsqu'elle se complique de surdité, d'amaurose,
de trouble dans le parallélisme des yeux, de paralysie de la langue, ou qu'elle s'étend aux muscles de la mâchoire avec perte de sentiment dans
les parties paralysées (paralysie du nerf trigé-
mine) parce que dans ces cas on est fondé à soupçonner une maladie dans le cerveau, à cause de
l'affection simultanée de deux ou plusieurs nerfs.

4. *Écrouelles et mal rachitique.* Le but de toute
médication doit être de relever le ton de l'appareil
lymphatique. On sait quel peu de succès on ob-
tient en chargeant l'estomac de drogues dégoû-
tantes, et quel doit être l'action d'un remède qui,
sans attaquer les organes digestifs, stimule immédiatement le système lymphatique, et tout en activant la fonction de la peau opère une dépuration
des humeurs. Nous n'osons décider si l'iode, contenu dans nos eaux en minime proportion, joue un
rôle dans cette efficacité.

Les eaux de Teplitz réussissent dans la simple prédisposition, plus encore dans la maladie développée quelle qu'en soit d'ailleurs la forme : engorgements de glandes lymphatiques, exanthèmes chroniques, flux muqueux des yeux, des oreilles, du nez, des organes respiratoires et génitaux.

Elles sont avantageuses dans la *coxalgie* et la *tumeur blanche du genou*, après que toute action inflammatoire a cessé, et alliées à l'administration prudente de la douche.

Les *tubercules* même des poumons, dont l'identité avec les scrofules est presque constatée, n'en éprouveront que de bons effets, lorsque la maladie est encore à son début et que la transpiration supprimée ou la répercussion d'un principe quelconque, psorique ou dartreux, a eu part à leur production.

Enfin la cachexie rachidienne, d'une nature analogue aux écrouelles, mais qui porte son action sur le système osseux, pourra aussi y trouver sa guérison, sauf les difformités des os qu'elle aurait entraînées.

Les écrouelles, dites *florides*, caractérisées par un excès de sensibilité, réclameront les eaux tièdes, calmantes ; celles des individus flegmatiques, peu impressionnables — les écrouelles par *atonie*, exigeront les eaux chaudes et même très – chaudes, surtout dans le but de résoudre les engorgements.

C'est notamment dans ces maladies que l'action

des eaux doit être aidée par un régime convenable, varié et même opposé selon la constitution et l'excitabilité du malade.

5. *Maladies cutanées chroniques.* C'est dans les dartres, les croûtes de lait, la gale, la teigne, la plique polonaise qu'on a retiré les plus heureux effets de nos thermes. Aussi de pareils malades affluent-ils chez nous.

Non-seulement ils sont utiles dans les affections locales (exanthèmes idiopathiques), où la vitalité abnorme de la peau constitue à elle seule toute la maladie, mais dans celles encore qui sont liées à une maladie générale de nature à être combattue par ces eaux: savoir, une diathèse scrofuleuse, goutteuse, etc (exanthèmes symptomatiques).

D'ordinaire, dans ces cas nos bains favorisent d'abord leur développement, puis les éruptions cessent, les escarres tombent et la peau finit par reprendre la condition naturelle.

Enfin ils sont le moyen le plus efficace que l'art possède pour fixer sur l'habitude extérieure les exanthèmes répercutés et apaiser les troubles, qui à la suite de cette répercussion avaient éclaté, comme convulsions, asthmes, paralysies, divers flux muqueux, tubercules etc [71]).

Nous en disons autant de la suppression des

sueurs locales, habituelles, et de la guérison précipitée des ulcères.

Les bains très-chauds conviennent dans les con-
stitutions peu irritables, dont la peau est rude et
sèche, surtout dans le but de rétablir l'action morbide supprimée; dans les circonstances inverses,
sur des personnes nerveuses, avec irritation ou démangeaison de la peau, les eaux tièdes de Schönau
sont plus avantageuses. Dans les cas de grande
torpeur et atonie cutanée les boues, les douches,
les étuves aideront l'action des bains ordinaires.

6. *Lithiasie*. La lithiasie tient à la même cause
que la goutte. L'efficacité reconnue de nos eaux
contre l'une de ces affections, fait présumer qu'elles
ne sont pas sans effets dans l'autre ; et en effet, on
a souvent vu rendre de ces concrétions pendant
l'usage de nos eaux.

Cependant, comme elles attaquent moins le foyer
de la goutte, jamais leur vertu antilithique n'éga-
lera celle des eaux de Carlsbad et de Marienbad,
ni celle des eaux de Bilin [72]) et de Vichy, supérieures en soude carbonique.

S'il est permis d'émettre une opinion : à raison
de leur moindre quantité de carbonates alcalins,
leur action est moins chimique, en fondant, dis-
solvant les concrétions, nommément les calculs et
graviers rouges qui, plus fréquents, sont composés

d'acide urique: bien plus on est fondé à croire qu'elles expulsent la gravelle en augmentant la faculté contractile de la vessie, et en activant la sécrétion de l'urine qui, rendue plus abondante, entraîne avec elle les graviers et les petits calculs. C'est pourquoi les graviers sont plus que les calculs du ressort de nos eaux.

C'est le bain tiède qui convient aux gravelleux: d'une part, parce qu'il émousse la trop grande sensibilité des voies urinaires et facilite par là le trajet des graviers; de l'autre, parce que le bain tiède et prolongé est le plus favorable à l'absorption [67]) et conséquemment à la saturation de l'acide urique formé en excès dans l'économie. On y associe avec avantage la boisson de l'eau acidule de Bilin.

7. *Maladies chirurgicales.* Non – seulement dans les ulcères, simples ou compliqués d'une dyscrasie, dans la carie des os, dans les plaies d'armes à feu et d'armes blanches etc, dont nos eaux opèrent la détersion et facilitent la cicatrisation: mais aussi dans la gêne des mouvements, la raideur d'articulations, les contractures de membres et les diverses douleurs, suite de chutes, d'entorses, de fractures, de blessures etc, on en a retiré les plus grands avantages.

Elles rétablissent la souplesse des tendons, font

cesser la raideur, la contraction des muscles, e
dissipent cette sensibilité abnorme que les vieille
cicatrices manifestent souvent sous l'influence d
temps.

Certes, l'affluence de tant de blessés pendan
les années 1813 et 1814 ne fut pas une de
causes les moins actives qui contribuèrent à éten-
dre leur renommée.

Les eaux peu excitantes, en général, sont in-
diquées. Les raideurs articulaires et musculaire
nécessitent souvent des bains de boue; la douche
en avivant la surface ulcérée, en augmentant la
suppuration des plaies et en déterminant par là
l'expulsion des corps étrangers, s'est montrée spécialement salutaire. Enfin, le traitement chirurgi-
cal doit parfois y être associé, par ex. pour fondre
les callosités, enlever les fragments d'os cariés etc.

8. *Affections métalliques.* Divers états patho-
logiques, dus aux préparations saturnines, mercu-
rielles etc, comme tremblements, paralysies des
ouvriers en plomb, des doreurs sur métaux, ont
été guéris à Teplitz.

L'observation suivante ne sera pas déplacée ici :
La maladie vénérienne empire promptement sous
l'influence de nos eaux qui, sous ce rapport, en
démasquant le caractère spécifique de certaines affections, peuvent servir de pierre de touche pour

s'assurer si cette maladie a été guérie radicale-
ment. Mais il se présente parfois des cas où, l'emploi du mercure n'ayant réussi que jusqu'à un
certain point, la guérison s'arrête et tous les symptômes s'aggravent. C'est dans ces complications du
mal vénérien avec les effets du mercure, ou bien
dans la maladie mercurielle même que les eaux de
Teplitz ont produit des effets admirables et réparé
les ravages du métal, là où les moyens pharma-
ceutiques le mieux combinés avaient échoué. C'est
spécialement dans les exostoses et dans les douleurs ostéocopes qu'on a obtenu des bains de boue
des succès inéspérés.

9. *Engorgements des viscères du bas-ventre.*
M. M. Osann [73]) et Hufeland [74]) les préconisent contre cette sorte d'affections ; mais elles n'en sont pas
moins, sous ce rapport, de beaucoup inférieures à
celles de Carlsbad, de Marienbad et de Kissingen.
Cependant on en a obtenu de bons effets dans des
cas moins graves, exempts de constipation, mais
marqués d'un éréthisme nerveux, qui se traduisait
par diverses douleurs et des spasmes abdominaux ;
ou dans lesquels on devait soupçonner une inflammation chronique, par exemple, des glandes mé-
senteriques ; de même dans les cas trop avancés et
dans la grande débilité vitale [75]).

Pour calmer l'éréthisme et laisser agir en même

temps les substances minéralisatrices, on choisira le bain tiède [76]), joint à l'emploi interne et à celui des douches et des cataplasmes de boue.

10. *Hémorroïdes*. Les eaux de Teplitz peuvent moins contre le foyer des hémorroïdes. Cependant cet état pathologique est fréquemment lié à l'éréthisme du système des ganglions, se trahissant par des spasmes et diverses sensations douloureuses. C'est dans ces cas qu'elles sont efficaces. De plus, en stimulant le système sanguin, elles rétablissent le flux hémorroïdal supprimé, conjointement avec la douche, appliquée sur les lombes et le périnée.

11. *Maladies nerveuses* (Asthme, vomissement chronique, cardialgie, colique, hystérie, hypocondrie etc). Soit que sous ce rapport les eaux tièdes de Teplitz ressemblent dans leur action à celles d'Ems, soit que d'après le docteur Harless cette action est due à leur gaz azoté, uni à l'hydrogène, combinaison analogue à l'acide prussique et qui par là agit en déprimant le système nerveux, à moins que cet effet ne soit neutralisé par une température excitante : toujours est-il que la salubrité de l'air, la beauté peu commune des environs, la variété des amusements, les charmes d'une société nouvelle et intéressante doivent accroître leur salutaire influence dans cette classe de maladies.

Il y a des névroses liées à un état d'anémie, c'est-à-dire de pauvreté de sang. Cette sorte de névroses, produites par la surabondance des évacuations normales ou anormales, comme hémorrhagies, flux muqueux, une nourriture insuffisante ou de mauvaise qualité, est uniquement du ressort des eaux ferrugineuses.

Il en est d'autres qui sont dues à une altération dans la qualité du sang, à une suppression de sueur universelle ou partielle, à la clôture précoce d'un ulcère invétéré, à la répercussion d'un principe goutteux, dartreux, psorique, à la cessation du flux hémorroïdal ou menstruel.

Celles-ci, dans le but de rappeler le principe morbide à la périphérie, de rétablir un flux supprimé, réclameront les bains très - chauds et en cas de contre - indication, une plus longue durée du bain simplement chaud [77]).

Viennent ensuite les névroses qui, sans cause matérielle, tiennent à la constitution même du malade, à une mobilité nerveuse innée. Ici la sensibilité de l'estomac, reflet de la sensibilité générale, répugne de prime abord à toute médication roborante, et c'est en vain et même en les aggravant qu'on voudrait leur opposer les eaux ferrugineuses. Au contraire, les eaux tièdes de Teplitz réussissent très-bien, souvent conjointement à la douche, tantôt tiède, courte et en arrosoir ou par un jet d'eau modéré, tantôt froide, forte et dirigée sur la colonne vertébrale. Dans quelques cas, l'hypocondrie surtout, on leur allie, suivant l'indication, la boisson des eaux de Bilin, de Kissingen, de Marienbad, d'Egra.

12. *Maladies des femmes.*

a. Dérangements de la menstruation. Le défaut du flux menstruel, sa disparition brusque ou successive, son écoulement douloureux et désordonné sont souvent guéris ou essentiellement soulagés à Teplitz.

Mais pour remédier avec succès à ces affections, il faut attentivement remonter à leur source. Si on la trouve dans une torpeur du système irritable et particulièrement, s'il y a manque d'excitabilité de la matrice ou lésion de la transpiration cutanée, les bains plus ou moins excitants peuvent seuls provoquer l'excrétion sanguine arrêtée. La douche, dans ces cas, promenée sur les lombes, l'hypogastre, les cuisses, et le périnée, est un des moyens les plus puissants pour seconder cette action.

Au contraire, si elles sont liées à une complexion délicate, nerveuse, et spécialement à un excès de sensibilité dans l'émonctoire menstruel, compliquée ou non de pléthore locale, les bains tièdes de Schönau seront bien préférables. Il reste au médecin à décider, si les femmes doivent s'en éloigner ou non pendant l'écoulement de leurs règles.

Enfin nos eaux sont utiles dans les *fleurs blanches*, lorsqu'elles proviennent d'un principe rhumatique, goutteux, scrofuleux, dartreux, psorique, ou qu'elles auraient remplacé le flux hémorroïdal ou menstruel obstrué.

Mais jamais ces affections ne peuvent être l'objet de la cure de Teplitz, si elles sont le symptôme d'une lésion organique utérine ou d'une atonie et débilité vitale qui réclament plutôt des remèdes toniques.

b. Stérilité. Les eaux de Teplitz, en calmant l'éréthisme nerveux ou en enlevant la torpeur du système utérin, ont souvent réalisé les voeux des femmes, privées jusque-là des douceurs de la maternité.

Mais c'est en vain qu'invoqueront leur vertu fécondante les femmes affligées d'un vice organique de la matrice ou atteintes d'une débilité assez grande pour exiger les eaux ferrugineuses.

De même la prédisposition aux *fausses-couches*, due à une mobilité nerveuse générale ou locale, à une contractilité anormale de l'utérus, cède quelquefois à l'emploi des eaux tièdes de Schönau.

c. Engorgements du col de l'utérus. Les eaux de Teplitz jouissent d'une vertu résolvante dans les engorgements utérins, même d'une dureté considérable, surtout lorsqu'ils sont sous l'influence d'une dyscrasie goutteuse. Il est évident que, si l'engorgement a passé à l'état squirreux ou au cancer confirmé, tout traitement doit être déplacé.

13. Encore les thermes de Teplitz sont avantageux, surtout en forme de douches et de bains à vapeur locaux, dans diverses *maladies de l'ouïe*, lorsque le mal ainsi qu'il arrive souvent, est d'une nature arthritique ou rhumatique ou lorsqu'il provient de la métastase ou du dépôt d'une matière exanthématique ou morbide quelconque.

14. Enfin le docteur Hufeland en a vu des effets résolutifs dans plusieurs cas d'induration des testicules et autres *endurcissements externes*.

II. L'emploi interne, d'ailleurs fréquemment allié à l'externe, est recommandé spécialement comme cure essentielle et méthodique :

1. Dans les maladies des voies digestives : aigreurs, fer chaud, cardialgie etc.

2. Dans diverses maladies des poumons : blénorrhée, enrouement chronique, tubercules pulmonaires ; mais dans ce dernier cas, si l'auscultation et la percussion font découvrir des cavernes, si déjà il y a fièvre et grande émaciation, il ne peut qu'accélérer la fin du malade.

3. Dans les engorgements des viscères du bas-ventre : du foie, de la rate, des glandes mésentériques ; et dans les maladies qui en dérivent : hypocondrie, atrophie des enfants etc.

4. Dans la gravelle, les calculs rénaux, les hémorroïdes de la vessie.

CONTRE-INDICATIONS.

Les eaux thermales de Teplitz, étant si efficaces dans quelques maladies, il est impossible qu'elles ne soient nuisibles dans d'autres.

Elles ne peuvent pas même être utiles dans toutes les circonstances de la même maladie, et en traitant de chaque affection appropriée à nos eaux, nous avons scrupuleusement signalé les moments qui prohibent ou permettent leur emploi externe ou interne.

Les auteurs ont encore établi d'autres contre-indications plus générales :

1. *Disposition aux hémorragies :* hémoptysie, vomissement de sang, hémorroïdes et menstrues immodérées. Mais le caractère éréthique de ces évacuations admettra l'usage des bains tièdes.

2. *Pléthore avec congestions* vers la tête et la poitrine. Mais seulement sous le rapport des bains excitants.

3. *Inflammations aiguës et fièvres.* Mais les

accès aigus du rhumatisme et de la goutte peuvent, au contraire, être mitigés par les eaux tièdes.

4. *Suppurations et ulcérations d'organes internes* : de la trachée, des poumons, du foie et des intestins ; le cancer confirmé.

5. *L'hydropisie*, vu l'absorption des liquides. Mais dans l'hydropisie procédant du refroidissement, de la transpiration cutanée suspendue, ou de la guérison intempestive d'un exanthème chronique, d'un ulcère invétéré, elles ne peuvent être que salutaires.

6. Une *grande débilité* avec colliquation et fièvre hectique.

L'état de grossesse exige de la circonspection, surtout lorsqu'il y a tendance à l'avortement ou à la métrorragie ; et les enfants supportent peu un bain très-chaud.

MODE D'ADMINISTRATION.

I. L'USAGE EXTERNE.

1. LE BAIN SIMPLE OU ORDINAIRE.

C'est de préférence sous cette forme qu'on administre les eaux de Teplitz. Nous l'envisagerons sous les rapports de la *température*, de *l'heure*, de la *durée*, et du *nombre*.

La température est de haute importance, et une méprise à cet égard peut à elle seule faire manquer ou retarder la guérison. Mais c'est moins d'après la forme de la maladie que d'après son caractère et l'individualité du malade [74]) que la température doit être déterminée; et nous avons, sous ce triple rapport, en traitant des diverses maladies, indiqué de notre mieux la convenance d'un bain tiède, chaud ou très-chaud. C'est au praticien qui dirige la cure à préciser plus spécialement le degré de température, à surveiller sa gradation, à l'augmenter ou à la diminuer selon les variations de la chaleur atmosphérique, à la baisser vers la fin du traitement etc. Il doit non-seulement se guider d'après les circonstances mentionnées ci-dessus, mais d'après les effets produits par les bains, surtout par le premier, et particulièrement d'après l'état du pouls.

Le malade ne doit jamais prendre sur lui-même de fixer la température de son bain. On en a vu résulter les plus tristes conséquences ou l'insuccès du traitement entier; néanmoins il fera bien de se pourvoir d'un thermomètre, afin de vérifier que le bain est à la température prescrite, en cas que les gens de service ne mettent pas assez de soin à donner au bain la chaleur convenable.

Eu égard à ce que la température des bains particuliers est, selon leur éloignement, d'un ou de deux degrés inférieure à celle de la source qui les alimente, on doit assigner au malade celui des établissements dont la source est, par sa chaleur naturelle, la plus correspondante au degré du bain que l'on croit approprié à l'individu que l'on traite. Il est vrai que les établissements à sources chaudes sont pourvus d'appareils réfrigérants, et qu'on peut par conséquent se baigner dans le Stadtbad et le Schlangenbad à une température aussi basse et même plus basse que dans le Steinbad: mais il n'en est pas moins vrai qu'un tel refroidissement, effectué par l'exposition à l'air libre ou par le mélange avec des sources fraîches, leur doit ôter de leur efficacité, d'autant plus que celle-ci est due principalement à des gaz et à des impondérables. A moins donc d'avoir en vue quelque but spécial, comme par exemple, d'opérer par la vapeur dégagée de l'eau chaude un relâchement de la membrane muqueuse des poumons, prise d'irritation, il serait absurde de ne pas préférer la source telle qu'elle s'échappe du sein minéralisateur, et de ne pas profiter de la prérogative que nos eaux ont sur celles de Wiesbaden, Bains-de-Bade, Gastein, Aix-la-Chapelle etc, dont on ne peut faire usage qu'après leur avoir fait subir cette altération.

Le temps le plus convenable à l'usage du bain est l'avant-midi. C'est alors que l'absorption cutanée est la plus active, et que l'action vitale, ranimée par un sommeil bienfaisant, n'est détournée par aucun travail dérivatif, par ex. la digestion. Si toutefois il est convenable ou nécessaire de se baigner dans l'après-midi, chose souvent inévitable dans une grande affluence de baigneurs, il faudra laisser passer au moins trois à quatre heures après le dîner.

On ne peut rien fixer quant à la durée du bain. En général, elle est en raison inverse de la température : tandis que le bain très-chaud n'admet qu'un séjour de dix à quinze minutes, rarement au-delà — le bain tiède, à partir de ce terme, peut arriver petit à petit, en y ajoutant cinq à dix minutes par jour, jusqu'à l'espace d'une heure entière. Vers la fin de la cure on diminue de même la durée du bain. Il est presque superflu de remarquer que le malaise, l'embarras du cerveau, le tintement d'oreille, le vertige, les mouvements convulsifs, l'oppression de poitrine, la toux etc, demandent impérieusement la sortie du bain.

Il ne faut prendre qu'un bain par jour ; car l'organisme doit, qu'on nous permette cette expression, avoir digéré le premier bain, avant de se charger d'un autre ; et l'expérience a démontré que la guérison dépendait bien plus de la méthodicité que de la multiplicité des bains, pris irrégulièrement ou à contre-temps. Il est des gens qui s'imaginent bonnement de pouvoir réparer, en doublant les bains, ce qu'ils se proposent de retrancher du temps de la cure entière. Nous le répétons, une cure ainsi précipitée réussit rarement. Il est même quelquefois très-utile de ne prescrire les bains que de deux en deux jours, nommément dans les personnes frêles et trop irritables. Cependant, il y a des maladies très-invétérées ou fort douloureuses, où il convient de prendre deux bains par jour, mais le second dans l'après-midi et après un intervalle de huit à dix heures ; encore cet autre bain doit-il être moins long, moins profond et d'une température moins élevée.

Quant à la durée du séjour qu'on doit faire aux eaux, on l'évalue en général à quatre semaines ou trente bains. Mais l'individualité du mal, sa plus ou moins grande opiniâtreté doivent seules servir de guide. Un rhumatisme peu invétéré peut céder à huit ou quatorze bains, tandis que dans une paralysie on doit souvent se contenter d'en avoir obtenu quelque succès au bout de quarante ou soixante. Et en effet, n'est-t-il pas inconsidéré d'attendre d'un petit nombre de bains ce que des années d'un traitement pharmaceutique n'ont pu effectuer ? Et ne serait-il pas imprudent de discontinuer si l'amélioration dans ces cas-là ne se manifestait pas dès le commencement de la cure ?

Souvent il est bon d'interrompre la cure et au bout de trois à quatre semaines, de la faire suivre d'une seconde. Une telle soustraction (d'un stimulant habituel) semble à la vérité raviver la susceptibilité de l'organisme et par là l'efficacité des eaux.

Souvent aussi la guérison ne se manifeste pas durant le traitement même. On a tourné en ridicule ce qu'on appelle l'effet du bain *tardif* ou *subséquent*

(Nachwirkung), mais il n'en est pas moins vrai que des malades, après avoir quitté les eaux sans soulagement notable et même dans un pire état, ont enfin vu renaître l'espérance et se dissiper peu à peu les maux auxquels ils étaient en proie.

Enfin il faut, dans les cas les plus rebelles, y recourir pendant plusieurs années consécutives; car les maux qui ont mis des années à se former, ne peuvent pas disparaître en une saison.

D'ailleurs, les eaux de Teplitz sont administrées non-seulement sous forme de *bains entiers*, qui sont les plus efficaces et dont la profondeur peut être augmentée au moyen d'un ajutage du tuyau de décharge: mais on les administre aussi sous forme de *demi-bains*, comme préparatoires aux bains entiers et comme bains de l'après-midi; de plus, les personnes faibles, sensibles, poitrinaires, agées, ou d'un grand embonpoint, la grossesse, l'approche des menstrues, la complication d'obstructions des viscères, la disposition aux hémorragies, les congestions vers la tête etc, supportent peu le bain profond. Enfin, dans diverses affections locales on emploie les *pédiluves* ou *bains de pied* l'après-midi et le soir, comme auxiliaires des bains entiers et des demi-bains.

Ainsi que nous l'avons remarqué plus haut, il n'existe pas à Teplitz, sauf pour la classe peu aisée, de ces piscines ambulatoires, où les baigneurs peuvent librement exercer leurs membres, avantage inappréciable pour les malades frappés de paralysies, et où la conversation gaie a des charmes qu'on ne saurait contester. Divers inconvénients qu'il serait inutile de discuter ici, s'opposent à cet usage. Nous avons toutefois, sinon leur équivalent, du moins leur approximatif dans quelques grands bassins du Stadtbad, assez spacieux pour contenir trois à quatre baigneurs[79]).

Quant aux bains, pris chez soi dans des *baignoires*, on les a avec raison abandonné.

L'usage de nos eaux exige-t-il une cure préparatoire? La meilleure préparation, après un long voyage, est de se reposer pendant quelques jours. Quelquefois cependant les congestions ou la pléthore peuvent exiger des évacuations sanguines, la saburre et l'obstruction une eau purgative, la digestion trop faible un stomachique etc.

Il faut également être très-réservé sur l'emploi des drogues pendant la cure même. Les maladies que nous sommes appelés à traiter, ayant ordinairement épuisé les ressources de la pharmacie il serait déplacé de les combattre par ces remèdes, qui d'ailleurs ne pourraient que contrecarrer l'action des eaux. Ce ne sont que des accidents *accessoires* tels que la diarrhée, la constipation, la congestion, un paroxysme nerveux etc, qui peuvent réclamer une médication pharmaceutique.

Quelques effets produits par nos eaux méritent une attention spéciale[80]) :

1. *Douleurs exaspérées et réveillées.* Elles se manifestent rarement dès les premiers bains, mais le plus souvent après le huitième ou dixième ; elles continuent pendant une huitaine de jours, puis elles décroissent petit à petit et disparaissent totalement. Quant à leur pronostic, nous renvoyons à ce qui a été dit plus haut[81]). Néanmoins leur intensité peut nécessiter la suspension du bain, ou du moins la diminution de sa durée et de sa température. Mais l'immersion même dans le bain tiède assoupit la douleur, et le malade, dans la grande majorité de cas, y jouit d'une heureuse trève.

2. *Langueur et abattement.* Cet accident paraît et disparaît à la même époque que le précédent, et on y remédie de la même manière. Les individus jeunes et robustes y sont plus sujets. On l'éprouve surtout d'abord après le bain, et il se dissipe d'ordinaire pendant la journée. Quelquefois cependant on doit l'attribuer à un refroidissement.

3. *Tendance à la constipation.* Elle ne survient pas dans tous les cas et même nos eaux la

guérissent. Quoique pour la plupart sans importance, elle exige une attention particulière dans les malades paralysés, pléthoriques ou disposés à l'apoplexie, dans lesquels une évacuation par jour est de nécessité; l'on y emploie quelque eau laxative.

4. *Penchant au sommeil.* Il se manifeste notamment après le bain, et ne dure pour l'ordinaire que quelques heures. Quoique sans danger en général, il demande la plus grande attention dans les paralytiques, surtout s'il vient à la suite d'un bain chaud. On lui obvie par la conversation ou un exercice modéré.

5. *Insomnie.* Elle est plus rare. Des bains trop chauds, ou pris trop tard dans la soirée, ou avec l'estomac plein, ou pendant un échauffement, en sont communément la cause. On lui oppose le repos du corps, l'abstinence de boissons excitantes, des remèdes réfrigérants et laxatifs, et même la saignée générale et locale. On peut en dire autant des

6. *Congestions vers la tête.* Dans la simple prédisposition, on les prévient par des fomentations froides, administrées sur la tête pendant le bain, ou par l'application de la glace renfermée dans une vessie.

7. *Efflorescences de la peau.* Elles sont in-

dépendantes de la chaleur du bain; car elles peuvent paraître à une température basse, comme elles peuvent ne pas paraître à une très-haute. Elles affectent spécialement les parties souffrantes et peuvent se montrer une ou plusieurs fois pendant la même cure. Elles n'influencent ni le traitement ni le pronostic, et l'on a vu s'opérer sans elles les plus belles guérisons; seulement leur apparition est une raison de plus pour éviter le froid.

Nous dirons à cette occasion que la *transpiration* n'est pas essentielle non plus, en dépit d'un préjugé enraciné, et même qu'il peut être nuisible de l'exciter par force.

8. *Gastro-entérite.* Elle demande l'interruption de la cure avec soumission à la diète, et même un traitement pharmaceutique.

Mais c'est au médecin seul à juger de la vraie cause de ces affections, et de régler le traitement en conséquence. C'est à lui encore à décider, si la période des femmes, une nuit inquiète, un souper copieux, la mauvaise humeur, une aversion particulière, et nombre d'autres circonstances nécessitent ou non la suspension du bain ou une modification quelconque.

2. LA DOUCHE.

Elle est un puissant auxiliaire de la médication précédente. Son action est en raison directe de la force du jet d'eau, de sa direction oblique ou perpendiculaire, du diamètre et de l'éloignement du tuyau, enfin du degré de la température de l'eau.

La force du jet d'eau est dépendante, dans les douches à *pression*[82]), de la vigueur du travail des pompiers; dans les autres de la hauteur de la *chute* et de la charge qu'on donne au réservoir.

Un jet d'eau mince agit plus en irritant, un jet épais plus en ébranlant la partie; du reste, son épaisseur est graduée par des tubes d'ajutage, dont la lumière varie depuis une jusqu' à cinq lignes et au-delà de diamètre. La disposition de l'ajutage en pomme d'*arrosoir* sert à éparpiller, sous forme de pluie, le liquide minéral.

Selon la température on distingue la douche *froide, tempérée, chaude* et *très-chaude;* et selon la direction verticale, horizontale, ou de bas en haut, la douche *descendante, latérale* et *ascendante.*

La douche rougit la peau et produit une forte réaction dans la partie qu'elle frappe. On préfère la douche chaude pour amollir et fondre les tumeurs et concrétions; la froide, pour remonter le ton des parties relâchées, ou pour réveiller et régler l'action nerveuse dans les paralysies et les convulsions; dans ce dernier cas on aime à la diriger sur le centre nerveux. La douche en arrosoir convient dans la trop grande sensibilité de la constitution ou des parties affectées, et dans le but d'endurcir la peau, de l'émousser contre les influences atmosphériques, où il est avantageux de baisser par degrés la température.

On en a obtenu spécialement des succès dans les maladies suivantes :

1. Indurations, tumeurs, nodosités, ankyloses, contractions de membres.

2. Maladies nerveuses, par exemple : tic douloureux, sciatique, cardialgie, colique, hystérie etc; et toute sorte de paralysie.

3. Exanthèmes chroniques et ulcères atoniques.

4. Atonie et torpeur des intestins, des organes génitaux et urinaires : Diarrhée, constipation, flatuosité, stricture et relâchement du rectum (boutons hémorroïdaux), pollutions et impuissance virile, fleurs blanches, menstrues irrégulières, stérilité, engorgements de la matrice etc. C'est dans des cas semblables qu'on fait usage de la douche ascendante.

Mais son emploi exige toujours de la circonspection; ce n'est qu'avec grande réserve qu'on doit l'appliquer, par exemple, sur la tête comme dans les dartres, ou sur la matrice engorgée; et l'on a vu résulter d'une administration inconsidérée ou faussement indiquée les plus graves accidents, comme inflammations de la moelle épinière et des membranes du cerveau, coliques, vomissements etc; enfin, l'éréthisme sanguin et nerveux, ainsi que la goutte vague ne permettent que la douche en arrosoir.

En général, la douche est administrée tous les jours ou de deux jours l'un; ce n'est que par exception que l'emploi en est plus ou moins fréquent. On s'en sert le plus communément dans le bain même, sinon, on fera usage d'un peignoir. On commence par un jet d'eau modéré et l'on passe chaque jour à un plus fort. On fait jouer la douche jusqu' à rougeur de la peau, c'est – à – dire pendant cinq à dix minutes, puis on la porte sur un autre point. Elle est plus énergique, lorsqu' on la fait agir par chocs, et le frottage aide beaucoup à son action; au contraire, on en brise la force en recouvrant la partie de flanelle. A moins de ce but la partie malade doit être à nu, fermement appuyée, et la colonne du liquide frapper à angle droit; c'est cette dernière circonstance qui détermine, si la douche doit être descendante, latérale ou ascendante. Après son application on enveloppe le membre de flanelle.

3. BAINS DE BOUE.

Depuis 1835 on a organisé à Teplitz les bains de boue. Aujourd'hui on en a deux établissements, l'un au Stadtbad, l'autre au Schlangenbad. La boue se trouve au nord de la ville et contient, d'après l'analyse de MM. Wolf et Pleischl, des sulfates, muriates, carbonates et humates à base de soude, chaux, magnésie, du fer et beaucoup d'ulmine et de restes organiques; en outre, elle développe du gas hydrogène sulfuré par la décomposition des sels sulfatés [83]).

On la dépure en la passant par un tamis; on la chauffe à l'aide de tuyaux qui serpentent au travers de la masse, contenue dans un grand cuvier en bois; et on la délaie dans l'eau thermale jusqu' à la consistance de cataplasme. La boue ainsi minéralisée réunit les effets résultant de ses principes particuliers à ceux des eaux thermales de Teplitz. Encore la friction et la pression qu'elle exerce sur la surface du corps, doivent entrer en ligne de compte sur son efficacité.

En résumant ce que nous en avons dit dans la thérapeutique, on en retire de bons effets dans les cas suivants:

1. Maladies cutanées et ulcères, caracterisés de torpeur.

2. Rhumatisme et goutte très-opiniâtres, sur-

tout les difformités qui en résultent, telles que nodosités, raideurs d'articulations, contractures de membres etc.

3. Névralgies et paralysies, notamment sous l'influence d'une métastase.

4. Maladies chroniques produites par des métaux, nommément le mercure.

5. Tumeurs et indurations des glandes et des viscères : le foie, la rate, le pancréas, les ovaires, les testicules ; des exostoses etc.

Il est superflu de remarquer que les vices organiques du coeur et de gros vaisseaux, l'état squirreux, la grande mobilité du genre nerveux et sanguin, la disposition aux hémorragies, l'extrême débilité, et certaines idiosyncrasies interdisent ce moyen énergique.

On les administre en bains entiers, en demibains, en pédiluves, en maniluves et en cataplasmes locaux ; comme bains entiers leur emploi journalier peut être trop actif et déterminer promptement la poussée et les symptomes gastriques ; comme cataplasmes, dans les affections locales, on peut seconder leur action par la douche, appliquée avant ou après le bain, ainsi que par la friction faite pendant le bain, au moyen de la main, d'une éponge, d'une flanelle. Quant à la température, elle doit en général ne pas excéder

30° R, et le bain dépuratoire correspondre à celui de boue[84]). La durée sera fixée par le médecin.

4. BAINS DE VAPEUR.

Ils irritent extraordinairement la périphérie extérieure, mais d'une manière moins soutenue que les bains de boue, et leur action ne se transmet pas comme dans ceux-ci aux organes internes. On les a trouvés particulièrement efficaces dans diverses affections des systèmes nerveux et cutané, savoir:

1. Exanthèmes chroniques et ulcères atoniques.

2. Paralysies et nevralgies.

3. Affections des organes sensitifs, par ex. surdité.

4. Toutes les maladies provoquées par la transpiration supprimée, étant le plus puissant des sudorifiques.

L'eau thermale vaporisée est conduite soit dans une baignoire à couvercle, pour y plonger le corps entier, sauf la tête, soit dans divers appareils adaptés à l'application locale. La douche à vapeur agit comme celle à eau, mais d'une manière bien plus active et plus diffusible. La température d'un bain à vapeur est de 30° — 40° R et sa durée de dix à trente minutes.

II. EMPLOI INTERNE.

Après avoir parlé de l'établissement à l'usage interne (Trink-anstalt) et signalé l'action de nos eaux prises à l'intérieur, il nous reste a jeter un coup d'oeil sur leur administration.

On boit la Gartenquelle, source fraîche ; et la Hauptquelle, source chaude. On fait boire encore les autres sources, mais ce n'est qu'à petite dose et pendant le bain même, pour seconder son action.

Dans le cas où la boisson est essentielle, on prend nos eaux le plus souvent à jeun, de trois à six gobelets et au-delà par jour. Cette quantité est avalée en une ou deux heures, communément de six à huit du matin, à des intervalles d'un quart d'heure, mis entre chaque gobelet et consacrés à la conversation et à un exercice modéré.

La boisson doit-elle précéder ou suivre le bain ? Les opinions sont partagées. Nous dirons qu'il faut consulter les circonstances. Si le bain, pris après la boisson, n'occasionne pas d'anxiété, de nausées, d'embarras au cerveau etc, on ne doit point renverser cet ordre et entraver les effets du bain par la promenade dans les matinées fraîches. Mais on doit mettre entre ces deux médications un intervalle d'au moins deux heures.

7

En cas de constipation, on doit à chaque gobelet ajouter du sel de Carlsbad ou en faire boire une eau laxative.

D'ailleurs on trouve dans cet établissement les principales eaux minérales de l'Allemagne ; celles de Marienbad, Franzensbad, Seidschütz, Püllna, Bilin, Kissingen, Obersalzbrunn, Heilbrunn, Pyrmont etc. On les marie dans les cas de complication au traitement externe, et on les prend à la même heure que les eaux de Teplitz sous la direction d'un médecin.

RÉGIME.

Le régime est de la plus haute importance et peut, s'il n'est pas convenable, déjouer le traitement le plus soigné. Nous l'examinerons sous le rapport du bain et sous celui de la manière de vivre.

I. RÉGIME DU BAIN.

1. RÉGIME AVANT LE BAIN.

On ne doit pas entrer dans le bain dans un état d'échauffement, d'épuisement, d'émotion morale (chagrin, colère). Il vaut mieux dans ces cas-là surseoir à l'usage du bain jusqu'à ce que l'action vitale, dérangée ou diminuée par ces influences, soit ramenée à son juste équilibre. On doit par la même raison chasser la crainte, l'inquiétude, l'angoisse, tandis que l'hilarité, la confiance et l'espoir secondent puissamment l'action des eaux.

Quelque nuisible qu'il soit de se baigner avec

7 *

l'estomac plein, d'être à jeun ce n'en est point une condition absolue ; il peut même être utile de déjeuner légèrement, une heure avant d'entrer au bain, dans le cas où une idiosyncrasie particulière, une constitution frèle et délicate, la profondeur du bain, sa trop longue durée, l'heure tardive de son emploi (c'est-à-dire deux à trois heures après le lever) feraient éprouver un mal de coeur, un évanouissement, la cardialgie etc.

Il faut obvier à toute constipation qui dure plusieurs jours ; elle réagit sur le libre exercice des autres fonctions, surtout sur la circulation du sang du bas-ventre. La paralysie et la prédisposition apoplectiques demandent même une évacuation journalière [45]).

2. RÉGIME PENDANT LE BAIN.

On doit écarter tout vêtement de bain (chemise, peignoir) qui ne peut qu' entraver la résorption de l'eau, en amortir l'impression immédiate sur la surface de la peau, et après le bain, en collant contre le corps, retarder l'opération de s'essuyer qui doit être prompte. Cependant dans les demi-bains le froid de l'air ambiant, s'il ne s'accorde pas avec un but dérivatif, oblige à couvrir les parties hors de l'eau.

Le corps doit successivement être plongé dans l'eau, dans les demi-bains jusqu' au creux de l'estomac, dans les bains entiers jusqu' au-dessus des épaules. Les derniers ont l'avantage sur les premiers en ce qu'ils offrent une plus grande surface à la résorption du liquide ; mais toujours le demi-bain doit-il ouvrir la cure et ce n'est qu'après deux ou trois jours que l'on passe au bain entier.

La tête doit être soustraite au contact de l'eau ; d'ailleurs, elle peut être recouverte ou à nu. Nous avons remarqué plus haut que dans la crainte des congestions on la couvre d'une vessie remplie de glace.

La durée ainsi que la température sont fixées par le médecin ; mais nous le répétons, si la respiration devient gênée et la tête embarrassée, s'il survient de la toux, de l'anxiété, de l'étouffement, de l'étourdissement, des éblouissements, on doit sans délai sortir du bain.

Les personnes atteintes d'une maladie grave, par exemple les paralysées, ne devraient pas être seules au bain, ne fut-ce que pour les aider à se déshabiller, pour les empêcher de glisser, ou pour dissiper le sommeil par la conversation ou par une lecture agréable.

Le sommeil, souvent pernicieux et toujours nuisible, est sérieusement défendu.

On restera tranquille dans le bain, si l'on a

en but un effet sédatif, calmant ; mais l'on se donnera du mouvement dans les autres cas. Le mouvement, afin de ne pas faire sitôt dégager les gaz et les impondérables, ne devrait pas avoir lieu dès l'entrée dans le bain. C'est encore dans ces cas, nommément dans les paralysies et les tumeurs, que la friction s'est montrée éminemment efficace. On frotte surtout les parties souffrantes avec la main, une éponge, une brosse molle ; la flanelle excorie facilement la peau.

En sortant du bain il faut bien s'essuyer et s'habiller promptement afin de ne pas admettre de refroidissement. C'est pourquoi avant d'entrer dans le bain on devrait avoir tout disposé pour en sortir. Pour se garantir contre la fraîcheur de la matinée, une robe de chambre et une chaussure de laine sont des vêtements presque indispensables. Du reste, on trouve des appareils à air chaud, pour chauffer le linge, dans les divers établissements.

3. RÉGIME APRÈS LE BAIN.

De retour chez soi, il convient pendant une demi-heure de favoriser la transpiration en se mettant au lit ; ou plus communément, de se reposer sur le sofa en se couvrant légèrement ; ou enfin, quand il fait beau, de se promener à l'air.

C'est au médecin à en décider; nous dirons seulement qu'il n'est pas nécessaire que la sueur découle du visage [86]); qu'une transpiration abondante peut même être nuisible aux personnes affaiblies; que les rhumatisés et les goutteux doivent cependant éviter l'air frais; et ceux qui sont fatigués par le bain, préférer le repos etc.

Les eaux de Teplitz excitent le sommeil. Cependant à moins qu'il ne s'agisse de réparer l'insomnie de la nuit précédente, de restaurer le corps languissant, de calmer la trop grande sensibilité, on ne doit s'y livrer ni après le bain ni pendant la journée. L'infraction à cette loi est suivie de langueur, de maux de tête, de mauvaise humeur, de perte d'appétit, d'incommodité générale; et c'est surtout pour les paralysés et les apoplectiques qu'elle peut avoir des suites fâcheuses.

On déjeune une heure après la sortie du bain. Le reste de l'avant-midi et de la journée est consacré à la promenade, à la conversation ou au repos.

S'il survient des symptômes insolites, par ex. faiblesse, malaise, serrement de coeur, oppression de la poitrine, bourdonnement d'oreille, douleurs de tête, surdité momentanée, on doit incessamment en avertir le médecin.

— 152 —

II. MANIÈRE DE VIVRE.

Nous comprenons sous cette dénomination les aliments et la boisson, le repos et le mouvement du corps, les vêtements, le sommeil, la vie spirituelle et les passions.

Les *aliments* doivent être choisis parmi les viandes tendres, les poissons et les légumes de facile digestion, les plats aux oeufs et les farineux légers, préparés sans graisse. On permettra du boeuf, du veaux, de l'agneau, du mouton, du lièvre, du chevreuil, du cerf; les perdrix, les faisans, les poulets, les pigeonneaux; le brochet, le saumon, la carpe, la perche, la truite; les épinards, les carottes, les asperges (excepté dans quelques maladies des voies urinaires), les haricôts et les pois verts, le riz, le sagou etc. Mais on s'abstiendra de toute viande grasse, salée, fumée, marinée; des plats aux oeufs et des farineux pésants; des acides et des épiceries; comme: du porc, de l'oie, du canard, de l'anguille, du fromage, du lait gras, des pâtisseries au beurre, des fritures, des pâtés, du pudding, des huîtres, des cornichons, de la salade (à l'huile et au vinaigre) etc. Cependant le jambon cru et le beurre, étendu légèrement sur du pain blanc et tendre, sont innocents.

Le souper se compose des mêmes aliments que

le dîner; mais il doit surtout être modéré et ne
pas charger l'estomac.

A déjeuner on prend du chocolat, du café, du
thé, du lait, de la crème d'orge, du bouillon etc.
Une simple décoction de cacao, boisson nourris-
sante, fatigue bientôt l'estomac; au contraire, sa
préparation aromatique, ou le chocolat, excite trop
les organes digestifs. Le café convient dans les cas
de dyspepsie et de constipation, libres de toute irritation hépatique. Il affecte de préférence le système sanguin, le thé le système nerveux. Le café
s'accorde mieux avec la sensibilité, le thé mieux
avec l'irritabilité de la constitution. On doit préférer
le thé noir au vert [87]). Le lait, aliment doux, s'il est
digéré, convient mieux aux personnes maigres et
irritables que les autres boissons. La crème d'orge
et le bouillon excellent par la qualité nourris-
sante.

Les déjeuners à la fourchette et les soirées tar-
dives sont proscrites et les glaces ne sont guère
compatibles avec l'emploi d'une eau si éminemment sudorifique.

Les fruits crus, par ex. les pêches, les abricots,
les cerises, les fraises, s'ils sont bien murs et dé-
pourvus de tout acide, peuvent être mangés avec
réserve. Cependant ils causent souvent des flatuo-
sités, des acidités et d'autres embarras de digestion.

Sous ce rapport l'expérience individuelle est le meilleur guide à suivre. Mais les compotes conviennent généralement.

Les *boissons* permises à Teplitz sont le vin, communément mêlé d'eau, et la bière bien fermentée. Les vins de Bohème et ceux d'Allemagne et de France, exempts d'âpreté et de verdeur, fournissent la première boisson. L'abstinence des spiritueux est de rigueur.

En général, notre code diététique est moins rigoureux que celui qui doit accompagner l'usage des eaux minérales, appliquées directement aux organes digestifs. Encore il est plus rigoureux dans l'usage interne de nos eaux que dans l'externe. Mais deux de ses lois sont fondamentales : la tempérance et une nourriture simple. L'une, ordonne de ne pas surcharger l'estomac, l'autre, de borner le nombre des plats et d'éviter le mélange des divers aliments.

Le régime d'ailleurs doit être adapté au but thérapeutique qu'on a en vue. A cet égard, ce qui est permis à l'un doit être défendu à l'autre. Ainsi par exemple, l'usage modéré des fruits crus peut être permis aux personnes irritables et portées à la constipation, tandis qu'ils sont contraires s'il s'agit de la vertu alcaline des eaux. De même les scrofuleux, notamment les torpides, se trouveront bien d'une nourriture animale, mais qu'on doit défendre ou au moins restreindre dans les cas de calcul, de gravelle et de goutte [88]). Nous dépasserions les bornes de ce manuel en entrant dans plus de détails ; ce sera encore la tâche du médecin traitant, et si ce n'était pas pour le plan du traitement, sa modification ou sa suspension, suivant les phénomènes qui surviennent, c'est pour la diète seule qu'on devrait consulter un médecin éclairé plutôt que de s'adresser aux différents donneurs de conseils qui foisonnent toujours dans les bains.

Enfin, nous croyons que souvent il ne faut pas respecter trop scrupuleusement les habitudes précédentes du malade, nommément l'alimentation, et même qu'il peut être utile d'y apporter un changement total afin d'opérer une altération dans la constitution du sang et de retremper pour ainsi dire l'organisme entier tout en l'épurant de principes morbides, éliminés par des sueurs et des urines plus abondantes. C'est en partie à cette raison, du moins pour les dyscrasies, qu'on doit attribuer les résultats obtenus par une médication moderne, aussi dure par ses privations qu'héroïque dans son administration [89]).

L'usage de nos eaux rend la peau plus sensible à l'impression de l'air. De-là le besoin de se *vêtir* plus chaudement que de coutume. Il est vrai que les classes inférieures, habillées légèrement et sortant d'une piscine de 38^0 R, s'exposent impunément à toutes les vicissitudes de l'atmosphère : mais néanmoins il est tout aussi vrai que quelques cas exceptionnels ne sauraient être admis en principe, et que ce que font des personnes en bonne santé et des campagnards robustes, ne peut s'appliquer à des malades.

Toutefois on doit rester beaucoup en plein air. L'air pur de notre vallée contribue certainement au succès du traitement. Les goutteux cependant et les rhumatisés doivent éviter les soirées fraîches et les jours humides.

Le *repos* du corps et le *mouvement* se relèveront mutuellement. L'exercice à pied, à cheval, en voiture, doit être proportionné aux forces du malade et au but thérapeutique ; les personnes nerveuses et sensibles, par exemple, se le permettront avec ménagement. La danse souvent interrompue de repos et de conversation est sans danger.

Le *sommeil* pendant la journée est soumis aux mêmes restrictions que celui après le bain.

Il faut surtout bannir les *soucis*, régler les *passions* et suspendre les contentions de l'*esprit*. Il faut se livrer à l'espoir, à la gaîté, à la conversation, au charme des nouvelles connaissances. Ceux qui ne font subir à leurs vicieuses habitudes et à une vie déréglée qu'un changement de scène; ceux que les chagrins domestiques, les travaux du cabinet, les calculs de la politique, les tourments de l'ambition, les douleurs d'un coeur alarmé, poursuivent jusque auprès de nos Naïades: ceux-là, disons nous, imploreront d'elles en vain le soulagement de leurs maux physiques.

Enfin, pour ne pas perdre les bienfaits de nos eaux, qui souvent prolongent leur action au-delà de l'usage des bains [90]), on doit après avoir cessé la cure, continuer le même régime pendant quelques semaines.

AVIS AUX VISITEURS.

La saison s'ouvre avec le mois de mai et se termine vers la fin du septembre. Mais la plus grande affluence est à Teplitz du commencement du juillet jusqu' à la mi-âout. Cette époque où l'on est le moins exposé à l'intempérie de l'air, où la nature a déployé tous ses charmes, où la société la plus variée, la réunion la plus illustre animent la vie; cette époque de la saison convient surtout aux goutteux, aux rhumatisants et à tous ceux dont le mal est sous l'influence des fonctions de la peau; encore aux personnes agées, aux flegmatiques, peu impressionables, aux paralytiques. Par contre, les individus nerveux et très-irritables, ceux qui sont sujets à des sueurs excessives ou qui exigent une attention particulière de la part du médecin, feront mieux d'arriver au mois de mai, de juin, après la mi-âout et en septembre; si toutefois la gravité du mal comporte un tel délai.

Les familles qui choisissent pour y arriver le fort de la saison, doivent avoir la précaution d'arrêter d'avance leur logement. A cet égard, ils doivent s'addresser à quelque propriétaire de maison ou au médecin dont ils se proposent de réclamer les soins. Ils doivent en écrivant désigner au juste le jour de leur arrivée, la grandeur et l'étage du logement, le nombre des lits, celui de leurs domestiques, de leurs chevaux etc.

Les malades devraient arriver munis de l'histoire exacte et détaillée de leurs maux, faite par le médecin qui les a soignés chez eux. Ce précis remis à celui des eaux, le mettra mieux au fait que leur propre récit qui est souvent confus et prolixe. Le traitement terminé, les malades avant de partir devraient encore rester deux ou trois jours, après lesquels ils peuvent regagner leurs foyers ou bien entreprendre un voyage; et la science gagne toujours lorsque les malades font savoir au médecin des eaux l'état ultérieur de leur santé et particulièrement les effets consécutifs ou tardifs qu'ils en ont éprouvés.

N O T E S.

---

[1]) Thomas Mitis de Limusa, né en 1523 et mort en 1591, gentilhomme bohème et poëte latin, chanta les thermes de Teplitz, comme Bohuslas de Lobkowitz, né en 1462 et mort en 1510, avait chanté ceux de Carlsbad.

[2]) C'est à dire *Montagnes métallifères*.

[3]) C'est pourquoi l'on ne doit point écrire *Töplitz*.

[4]) Le mille d'Allemagne ou géographique, est de deux lieues de France et de 4 $^2/_3$ milles d'Angleterre.

[5]) Une nouvelle route de Teplitz à Carlsbad, raccourcie de quatre milles et traversant Kommotau, est sur le point d'être achevée.

[6]) Les vallées de Misocco et de St. Giacomo dans le pays des Grisons, si voisines l'une de l'autre, offrent un exemple marquant de cette influence. Dans la vallée de Misocco poussent, à une élévation de 6500 pieds, des arbres de la plus haute taille, tandis que dans celle de St. Giacomo les forêts disparaissent à la hauteur de 4420 pieds. Dans la première le froment est cultivé à la hauteur de 4903 pieds, et la vigne à 3026 pieds, tandis que dans la dernière ces productions sont limitées aux hauteurs de 3867 et de 1149 pieds. Mais, ce

qui explique cette différence, c'est que la vallée de Misocco s'ouvre de l'est à l'ouest, la vallée de St. Giacomo du nord au sud.

[7]) Comme on trouvera dans ces pages plusieurs mots bohèmes, en voici la prononciation : la lettre bohème *č* a le son de *tch* (le *ch* des Anglais), le *š* celui de *ch*, le *ž* celui de *j*, enfin le *y* celui de *i*. Il est impossible d'indiquer la prononciation de *ř*, toute autre langue, hors la polonaise, en étant dépourvue ; la périphrase par *rz* ne sert qu' à exposer, les Allemands surtout, à faire rire les Slaves p. e. de prononcer Prr-tzemysl ; le mieux sera de ne faire sonner qu' un simple *r*, donc : Prémysl.

[8]) Parmi les exceptions le Schlossberg est de formation phonolithique, et les hauteurs autour de la ville de la porphyrique à base de syénite.

[9]) Le vieux bâtiment à deux tourelles qui se trouve derrière l'église paroissiale, dans l'enceinte du Schlossgarten, est considéré, mais sans preuve historique, comme ayant été la résidence de Kolostug.

[10]) Les années 492, 616, 858 et même 1014 sont signalées par d'autres écrivains.

[11]) Il paraît en effet que ce prince ne resta pas indifférent à la mort de son parent, puisque Balbin rapporte que Radobeil, frère de Nezamysl, était propriétaire des terres de Teplitz, Leippa et Saatz (Epitome rerum bohemicarum in notis ad L.I. Cap. 10 P. 83) et que, dans un autre lieu (P. 85 de l'ouvrage précité) il parle de *ducs de Teplitz* en même temps que de quelques autres ducs de la Bohème.

**

¹²) Selon d'autres, c'était Gertrude première femme de Vladislas, qui fonda ce couvent, en 1146. Mais le contemporain Vincentius, chanoine de Prague, qui écrivit un abrégé d'histoire, depuis 1140—1167, désigne expressément la reine Judith comme fondatrice. Or Judith, fille du margrave de Thuringe, n'épousa Vladislas qu'en 1153 ; la fondation tombe donc dans l'époque de 1153—1167.

¹³) C'étaient à plus forte raison les troupes du margrave de Brandenbourg qui, comme tuteur du jeune roi Venceslas, fils d'Otacar, fit tant de mal au pays.

¹⁴) Quelques-uns croient que la première dévastation de 1278 se rapporte à un autre couvent qui se trouvait dans ce temps au pied du Schlossberg, près de Taurowitz, et que ce ne fut qu'alors qu'on bâtit, près de la source, un nouveau couvent qui fut ravagé par les Hussites, en 1421.

¹⁵) Car l'histoire dit que les religieuses, quoique réfugiées *dans la ville* qui fut dévastée à son tour, furent toutes vouées à la mort, à l'exception de cinq qui s'étaient enfuies à Graupen, ville de mines, à une heure de distance de Teplitz.

¹⁶) Dans un bâtiment, destiné à loger quelques employés et contigu à la chapelle ainsi qu'à la partie droite de la résidence du prince, on voit encore une pièce de vieille maçonnerie, ornée de niches, que l'on croit, et non sans raison, provenir de ces débris monastiques.

¹⁷) Il embrassa la nouvelle doctrine de Jean Hus et, allié à Procope le Grand, défit les Misniens et les Saxons, près de Teplitz. Puis, il porta la guerre dans

le pays de l'ennemi, où tout fut mis à feu et
à sang.

[18]) Soit par achat, soit par succession.

[19]) Marguerite, fille d'Adalbert Smiřicky épousa Hinko
de Waldstein, et c'est ce mariage qui donna le jour
à l'illustre Albert de Wallenstein (ou plutôt Waldstein) duc de Friedland et de Mecklenbourg.

[20]) Auguste Wolf de Wřesowec, mort en 1569, et dont
le cercueil est encore dans le tombeau seigneurial,
se trouvait déjà en possession du Schlossberg et
de quelques lieux voisins, qui peut-être depuis Jakubko Wřesowec étaient restés dans cette illustre
famille. Wolf Wřesowec s'était signalé par son éru-
dition et ses connaissances en jurisprudence.

[21]) Guillaume Chinsky fut la première victime de ce tra-
gique évènement, qui eut lieu à Egra. Après lui
périt Illo, au moment où il avait saisi son sabre.
Trčka se défendit en désespéré et tua même trois
de ses adversaires ; enfin il succomba. Le dernier
fut massacré Neumann, s'étant refugié dans un souterrain. Puis Giraldin et Deveroux, avec une trentaine de soldats, se rendirent chez Wallenstein.
Tel est le récit de Pelzel, qui à quelques égards
dévie de celui de Schiller.

[22]) Le général Jean comte d'Alldringen, signalé par ses
hauts faits d'armes et par son attachement à l'empereur dans l'affaire de Wallenstein, né à Luxem-
bourg, l'an 1588, était issu d'une famille bour-
geoise. De simple soldat il parvint aux plus hauts
grades militaires, fut élevé à la dignité de comte
du Saint Empire, nommé feldmaréchal des armées im-

périales et espagnoles, et mourut en combattant les Suédois à Landshut, le 22 juillet 1634.

[23]) L'empereur Ferdinand II, en accordant la succession aux parents, leur conféra en même temps le titre de barons d'Alldringen, et à l'aîné celui de comte du St. Empire.

[24]) Il mourut général-major. Les Clary étaient des patriciens de Florence qui, au quatorzième siècle, avaient passé en Allemagne.

[25]) Pour orienter le lecteur, dépourvu de boussole, nous l'avertissons que le Schlossberg est presque situé à l'est de la ville, le village de Setenz à l'ouest, celui de Křemusch au sud, celui enfin de Weiskirchlitz au nord.

[26]) Voir l'article : *Topographie des sources.*

[27]) C'est à dire, *monnaie de convention,* car il y a deux espèces d'argent en Autriche, dont l'une, *monnaie d'argent* ou *de convention,* d'un usage plus général, est à l'autre, *valeur de Vienne,* comme 1 est à 2$\frac{1}{2}$ ou, ce qui revient au même, 100 florins monnaie de convention donnent 250 florins valeur de Vienne (W. W. c'est à dire *Wiener Währung*). Un florin, que se soit de l'un ou de l'autre titre, contient 60 kreutzers (ou 20 gros).

Un sou vaut environ . .	1$\frac{1}{7}$ kr. C. M.	(ou 2$\frac{9}{10}$ W.W.)
Un franc	23 —	—
Un thaler (écu) de Prusse	1 fl. 26 —	—
Un florin de Pologne . .	14$\frac{1}{2}$	—
Un rouble d'argent .	1—32 —	—
Une livre sterling .	9—55	(très-variable)

[28]) Voir pag. 63.

[29]) Le Stadtbad contient quelques cabinets plus spacieux ou plus élégants à 24 et à 30 kr. C. M.

[30]) Il n'entre pas dans le plan de cet opuscule de donner la liste des minéraux et des plantes qu'on y trouve.

[31]) Voir pag. 55.

[32]) De là sans doute le nom bohème de la montagne : *Dobrawská-hora* ou *Dubrawská-hora*.

[33]) On ne doit pas confondre les Wřesowec (voir pag. 17) avec les Wřowec ou Wršowec, famille très-puissante et toujours réfractaire au pouvoir souverain, qui s'éteignit, en 1108, par un mas-sacre.

[34]) Voir pag. 16.

[35]) Le morceau de pièce d'artillerie qu'on y voyait il n'y a que peu d'années, portait l'inscription : *Wilhelm zu Chinitz und Tettau* 1625.

[36]) Oberleitensdorf, avec un château, appartient, com-me Dux, aux comtes de Waldstein. Il est re-marquable par une grande fabrique de drap et de cašimir et par d'habiles tourneurs en bois, dont les ouvrages passent jusqu'en Amérique.

[37]) Eisenberg à quatre lieues, et Rothenhaus à cinq lieues de Teplitz, sont les chefs-lieux des do-maines du même nom ; le premier appartient aux princes de Lobkowitz, ducs de Raudnitz, le der-nier aux comtes de Boucquoi.

[38]) Nous avons prouvé ailleurs (pag. 15) l'impossi-bilité que ces troupes aient été celles de Ro-dolphe de Habsbourg.

[39]) On ne découvre aucune trace de l'emplacement du château d'Osek, qui cependant a existé dans

cette contrée, et duquel sans doute le village d'Ossegg tire son nom .

[40]) Aujourd'hui *comtes de Czernin.*

[41]) Leur nombre a été évalué jadis de 30 à 40,000; aujourd'hui il a beaucoup diminué.

[42]) Nous en exceptons toutefois le *Kahle-Stein,* près d'Altenbourg en Saxe, dont l'élévation est de 471 toises au-dessus de la mer, tandis que celle du Mückenthürmel n'est que de 403.

[43]) Voir l'article *Riesenbury* et *Ossegy.*

[44]) Au reste, l'histoire du château de Graupen est environnée de ténèbres.

[45]) L'intendant de la seigneurie de Graupen, propriété du prince de Clary.

[46]) Du mot bohème *běhati* (biehati) qui signifie courir.

[47]) Entre les Prussiens et les Autrichiens en 1756.

[48]) Voir pag. 15.

[49]) Ces deux châteaux, éloignés de deux lieues l'un de l'autre, avaient établi entre eux une espèce de télégraphe, au moyen duquel les propriétaires se portaient mutuellement des santés.

[50]) A savoir de la *Hauptquelle* (source principale) et des sources voisines.

[51]) Voir pag. 17.

[52]) Le faubourg embrassait la place où se trouve aujourd'hui le Herrenhaus, le Gürtlerbad et le Fürstenbad.

[53]) C'est à dire bains collectifs où l'on se baigne ensemble.

[54]) L'une de ces piscines existe encore dans le Fürstenbad, sous le nom de *Frauenzimmerbad;* trois

autres : le *Männerbad,* le *Frauenbad* et le *Weiberbad* existaient encore, en 1838, dans l'ancien
Stadtbadehaus.

[55]) Voir pag. 19.

[56]) Hic consueverunt pariter deponere sordes
Agricolae, nec non humili de plebe creati;
At lepra turpes, alibi, scabieque lavantur.

Mitis.

[57]) Die Bäder von Teplitz und ihre bewunderungswürdige
Heilkraft etc. von Dr. Ambrosius Reuss, Prag 1835.

[58]) La fusibilité moyenne de la lave est de 1000^0R ;
il s'ensuit que, si la température terrestre va
au-dedans en augmentant, à raison d'un degré
sur 114,8 pieds (Die Wärmelehre im Innern
unsers Erdkörpers von Dr. Gustav Bischoff, Leipzig 1837), ce laboratoire doit plonger à envi-
ron dix lieues dans les entrailles de la terre.

[59]) Il n'est pas difficile de convertir, l'un dans l'autre, les différents thermomètres en usage. Car,
comme l'échelle de Reaumur est divisée en 80
degrés, celle de Celsius en 100, celle enfin de
Fahrenheit en 212, et que le 32. degré de Fahrenheit est correspondant au 0^0R et 0^0C, terme
de congélation naturelle : il est évident que, sur
la même hauteur de ces trois échelles, savoir
celle de la chaleur de l'eau bouillonnante, 80^0
R doivent être égaux à 100^0C et à 180^0F,
ou, ce qui revient au même, 4^0R doivent faire
5^0C et 9^0F.

Il s'ensuit que, pour changer le thermomètre
Reaumurien en thermomètre centigrade, il faut

ajouter aux dégrés du premier le quatrième, et dans le cas inverse, soustraire à ceux de Celsius le cinquième du nombre qui les représente. De même, pour avoir les degrés correspondants du thermomètre de Fahrenheit, le nombre des degrés Reaumuriens doit être divisé par 4 et multiplié par 9, et le produit augmenté de 32; au contraire, si l'on veut convertir les degrés de Fahrenheit en degrés de Reaumur, il faut d'abord en retrancher 32, puis diviser par 9 et multiplier par 4. Ainsi p. ex. 29°R, terme moyen de la chaleur animale, sont équivalents a $36,25^{\circ}$C et $97,25^{\circ}$F.

[60]) Die Thermalbäder zu Teplitz. Eine medicinisch physikalische Skizze von Dr. Gottfried Schmelkes, Berlin 1837.

[61]) Mr. Nentwich, pharmacien à Carlsbad a démontré l'iode, Mr. Pleischl, actuellement, professeur de chimie à Vienne, le brome et le sulfate de potasse.

[62]) Manuel des eaux minérales naturelles par Ph. Patissier et A. F. Bourton-Charlard, Paris 1837.

[63]) Ainsi p. ex. le bain de 28°R peut calmer la jeune fille chlorotique et exciter l'homme irritable, pléthorique; il peut calmer un individu à 15°R de l'atmosphère, et exciter le même à 20°R etc.

[64]) Sur ceux qui se baignent dans les piscines ($38^{\circ},5$ R), le rouge devient écarlate, ce que Sparmann attribue à un principe stimulant contenu dans nos eaux.

[65]) L'organisme humain se garantit contre la chaleur

externe au moyen de la sueur qui, tout en s'é-
vaporant, absorbe le calorique. Il s'ensuit qu'on
peut bien mieux supporter une grande chaleur
atmosphérique que la chaleur d'un bain d'eau,
vu que celui-ci empêche le procédé de la vapo-
risation. Encore supporte-t-on mieux le froid
de l'air que celui de l'eau, mais la raison en
est tout autre: le milieu aqueux soustrait à
l'organisme plus de calorique que celui de l'ath-
mosphère. C'est par là que le bain d'eau commune, p. e. de 36° R, excite plus que l'air
chauffé à 55°R, et que celui de 26° R rafraî-
chit autant que l'air de 15° R.

[66]) Versuch einer Anleitung zum Gebrauche der war-
men Mineralquellen zu Teplitz, von Dr. Ambrozi,
Leipzig 1799.

[67]) Falconer et Marcard, d'après leurs expériences,
évaluent à quatre livres par heure ce qu'un
adulte peut absorber de liquide dans un bain
tiède.

[68]) Mais combien de ces affections sont dues aux
concrétions rénales, et combien d'asthmes goutteux sont, d'après l'auscultation, sous l'influence
d'une ossification des valvules du coeur.

[69]) Nous en disons autant des eaux de la ville dès
qu'elles ont subi le refroidissement, mais, comme
il sera mentionné plus bas, nous préférons la
température naturelle.

[70]) Il est maintenant bien prouvé que le ramollissement peut guérir. Mais on ne saurait décider
dans l'état actuel de la science, ce que la na-

ture peut contre les autres paralysies organiques. Il est vrai que le docteur Abercrombie dans son excellent ouvrage : *Pathoyical and practical researches on diseases of the brain and the spinal cord*, cite plusieurs cas de névroses très-graves qui, après une durée même de quelques années, s'étaient terminées favorablement, quoiqu'on eût pu être tenté de soupçonner un vice organique, compliqué d'irritation.

[71]) Nous n'ignorons pas que l'école française moderne, dans son scepticisme d'ailleurs très-louable, voudrait rayer les métastases du cadre nosologique. Tout en convenant que les Allemands les voient peut-être trop souvent, c'est, ce nous semble, aller trop loin que de les nier absolument. Il existe des faits incontestables.

[72]) Les eaux de Bilin, analogues à celles de Vichy, sont en Allemagne les plus chargées de soude carbonique. Voir pag. 49.

[73]) Physikalisch-medicinische Darstellung der bekannten Heilquellen der vorzüglichsten Länder Europens von E. Osann. Berlin 1829.

[74]) Practische Uebersicht der vorzüglichsten Heilquellen Deutschlands, nach eigenen Erfahrungen von Dr. Ch. W. Hufeland. Berlin 1820.

[75]) Voir pag. 103.

[76]) Voir pag. 101.

[77]) Certes, les bains de plusieurs heures, usités à Louesche et Pfeffers en Suisse, mériteraient dans ces cas de fixer l'attention.

[78]) Voir pag. 97.

[79]) Voir pag. 74.

[80]) Voir pag. 98.

[81]) Voir pag. 110.

[82]) Nos douches agissent par *pression,* c'est-à-dire par le même mécanisme que celni d'une pompe à feu ; celles cependant du Fürstenbad ont encore la vieille organisation par la *chute.*

[83]) Physikalisch-medicinische Darstellung des Teplitzer Kohlenmineralmoores und dessen Anwendung zu Bädern, von Dr. Gottfried Schmelkes. Prag 1835.

[84]) Nous avons dit dans la *Topographie des sources* que les cabinets de bains à boue sont pourvus de deux bassins, l'un pour recevoir la boue, l'autre à eau thermale pour laver le corps.

[85]) Voir pag. 137.

[86]) Voir pag. 138.

[87]) Essai on the mineral waters of Carlsbad by Chevalier John de Carro, M. Dr. Prague 1835.

[88]) Ces maladies étant dues à la formation trop considérable d'acide urique dans l'organisme, une alimentation animale, comme toute substance azotée, ne peut que favoriser cette formation.

[89]) Nous dirons en passant qu'on ne trouve pas si extraordinaire qu'un simple paysan, dépourvu de toutes connaissances médicales, sache attirer une telle foule de malades. Loin de contester l'efficacité de l'eau froide, c'est précisément par cette ignorance qu'on doit expliquer une vogue, qu'aucun médecin, quelque distingué qu'il fût, n'aurait obtenu à sa place. Nous dirons plus,

que Priessnitz s'associe un médecin régulier, et l'on verra s'évanouir cette étonnante persévérance, cette confiance sans bornes, ce prestige enfin qui entoure son établissement et sa méthode.

[80]) Voir pag. 133.

FIN.

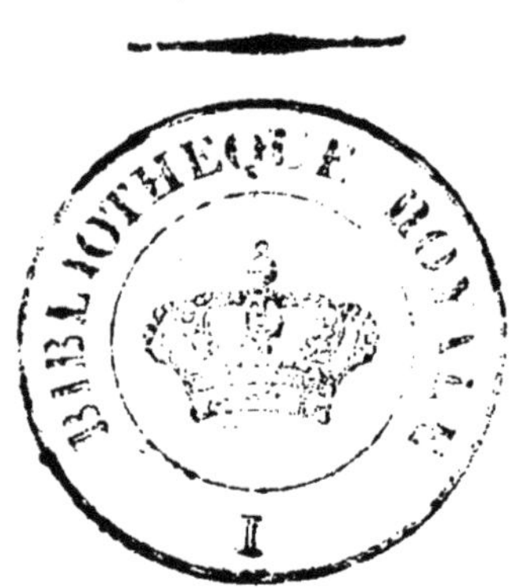

TABLE DES MATIÈRES.

**

www.ingramcontent.com/pod-product-compliance
Ingram Content Group UK Ltd.
Pitfield, Milton Keynes, MK11 3LW, UK
UKHW022024170726
13837UKWH00001B/384